U0245231

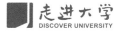

走进大学
DISCOVER UNIVERSITY

什么是
麻醉学？

ANAESTHESIA:
A VERY SHORT INTRODUCTION

［英］艾登·奥唐纳　　　著

毕聪杰　　　译

田　雨　宋若男　陈思佳　王　黎
邹佳芮　王维维　蒋小平　陶　和　　参与翻译

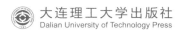

大连理工大学出版社
Dalian University of Technology Press

ANAESTHESIA: A VERY SHORT INTRODUCTION, FIRST EDITION was originally published in English in 2012. This translation is published by arrangement with Oxford University Press. Dalian University of Technology Press is solely responsible for this translation from the original work and Oxford University Press shall have no liability for any errors, omissions or inaccuracies or ambiguities in such translation or for any losses caused by reliance thereon.

简体中文版 © 2024 大连理工大学出版社
著作权合同登记 06-2022 年第 202 号

图书在版编目（CIP）数据

什么是麻醉学？/（英）艾登·奥唐纳著；毕聪杰译. -- 大连：大连理工大学出版社，2024.9. -- ISBN 978-7-5685-5150-2

Ⅰ. R614-49

中国国家版本馆 CIP 数据核字第 2024N2T405 号

什么是麻醉学？ SHENME SHI MAZUIXUE?

出版人：苏克治
策划编辑：苏克治
责任编辑：张　泓
责任校对：李舒宁
封面设计：奇景创意

出版发行：大连理工大学出版社
　　　　　（地址：大连市软件园路80号，邮编：116023）
电　　话：0411-84708842（发行）
　　　　　0411-84708943（邮购）　0411-84701466（传真）
邮　　箱：dutp@dutp.cn
网　　址：https://www.dutp.cn

印　　刷：辽宁新华印务有限公司
幅面尺寸：139mm×210mm
印　　张：6.875
字　　数：132千字
版　　次：2024年9月第1版
印　　次：2024年9月第1次印刷
书　　号：ISBN 978-7-5685-5150-2
定　　价：39.80元

本书如有印装质量问题，请与我社发行部联系更换。

出版者序

高考，一年一季，如期而至，举国关注，牵动万家！这里面有莘莘学子的努力拼搏，万千父母的望子成龙，授业恩师的佳音静候。怎么报考，如何选择大学和专业，是非常重要的事。如愿，学爱结合；或者，带着疑惑，步入大学继续寻找答案。

大学由不同的学科聚合组成，并根据各个学科研究方向的差异，汇聚不同专业的学界英才，具有教书育人、科学研究、服务社会、文化传承等职能。当然，这项探索科学、挑战未知、启迪智慧的事业也期盼无数青年人的加入，吸引着社会各界的关注。

在我国，高中毕业生大都通过高考、双向选择，进入大学的不同专业学习，在校园里开阔眼界，增长知识，提升能力，升华境界。而如何更好地了解大学，认识专业，明晰人生选择，是一个很现实的问题。

为此，我们在社会各界的大力支持下，延请一批由院士领衔、在知名大学工作多年的老师，与我们共同策划、组织编写了"走进大学"丛书。这些老师以科学的角度、专业的眼光、深入浅出的语言，系统化、全景式地阐释和解读了不同学科的学术内涵、专业特点，以及将来的发展方向和社会需求。

为了使"走进大学"丛书更具全球视野，我们引进了牛津大学出版社的 *Very Short Introductions* 系列的部分图书。本次引进的《什么是有机化学？》《什么是晶体学？》《什么是三角学？》《什么是对称学？》《什么是麻醉学？》《什么是兽医学？》《什么是药品？》《什么是哺乳动物？》《什么是生物多样性保护？》涵盖九个学科领域，是对"走进大学"丛书的有益补充。我们邀请相关领域的专家、学者担任译者，并邀请了国内相关领域一流专家、学者为图书撰写了序言。

牛津大学出版社的 *Very Short Introductions* 系列由该领域的知名专家撰写，致力于对特定的学科领域进行精练扼要的介绍，至今出版700余种，在全球范围内已经被译为50余种语言，获得读者的诸多好评，被誉为真正的"大家小书"。*Very Short Introductions* 系列兼具可读性和权威性，希望能够以此帮助准备进入大学的同学，帮助他们开阔全球视野，让他们满怀信心地再次起航，踏上新的、更高一级的求学之路。同时也为一向关心大学学科建设、关心高教事业发展的读者朋友搭建一个全面涉猎、深入了解的平台。

综上所述，我们把"走进大学"丛书推荐给大家。

一是即将走进大学，但在专业选择上尚存困惑的高中生朋友。如何选择大学和专业从来都是热门话题，市场上、网络上的各种论述和信息，有些碎片化，有些鸡汤式，难免流于片面，甚至带有功利色彩，真正专业的介绍尚不多见。本丛书的作者来自高校一线，他们给出的专业画像具有权威性，可以更好地为大家服务。

二是已经进入大学学习，但对专业尚未形成系统认知的同学。大学的学习是从基础课开始，逐步转入专业基础课和专业课的。在此过程中，同学对所学专业将逐步加深认识，也可能会伴有一些疑惑甚至苦恼。目前很多大学开设了相关专业的导论课，一般需要一个学期完成，再加上面临的学业规划，例如考研、转专业、辅修某个专业等，都需要对相关专业既有宏观了解又有微观检视。本丛书便于系统地识读专业，有助于针对性更强地规划学习目标。

三是关心大学学科建设、专业发展的读者。他们也许是大学生朋友的亲朋好友，也许是由于某种原因错过心仪大学或者喜爱专业的中老年人。本丛书文风简朴，语言通俗，必将是大家系统了解大学各专业的一个好的选择。

坚持正确的出版导向，多出好的作品，尊重、引导和帮助读者是出版者义不容辞的责任。大连理工大学出版社在做好相关出版服务的基础上，努力拉近高校学者与读者间的距离，尤其在服务一流大学建设的征程中，我们深刻地认识到，大学出版社一定要组织优秀的作者队伍，用心打造培根铸魂、启智增慧的精品出版物，倾尽心力，服务青年学子，服务社会。

"走进大学"丛书是一次大胆的尝试，也是一个有意义的起点。我们将不断努力，砥砺前行，为美好的明天真挚地付出。希望得到读者朋友的理解和支持。

谢谢大家!

苏克治

2024年8月6日

序 言

　　非常感谢大连理工大学和大连理工大学附属中心医院麻醉科毕聪杰主任的邀请，为《什么是麻醉学？》作序。

　　在这个快速发展的科技时代，人们对科学的探索不断深入，研究成果日益增多。麻醉学作为医学的一个重要分支，已经在世界范围内产生了深远的影响。国内麻醉学的发展较国外有所差别，早期很多麻醉医生的工作都由护士来承担，或者隶属于外科。目前，麻醉学已经发展成为独立的二级学科。在前辈们的不断努力下，麻醉医生已经从老百姓心目中"打一针就完事"的角色逐渐转变为和外科医生同等重要的围术期医生。尤其近年来，在党和国家的关心下，越来越多的麻醉医生从幕后走向台前，被更多患者和大众所熟悉。但总体来说，公众对于麻醉学科的认知和了解仍然不足，存在许多知识空白和误区。

　　由牛津大学出版社出版的 *Very Short Introductions* 系列丛书于1995年开始出版，之后迅速在全世界畅销。每本书虽然页数不多，但均由世界级专家撰写。今天，我非常荣幸地向大家介绍牛津大学出版社和大连理工大学出版社首次合作出版的九本书中的《什么是麻醉学？》。不同于广大麻醉医生所读的麻醉专业书籍，本书从一种大众能理解的角度出发，以培育人文精神为目的，全方位地为广大医学读者和非医学读者提供了一个全面、简明、易懂的麻醉学知识体系，让大家走进麻醉，了解麻醉，关注麻醉。

　　全身麻醉和局部麻醉有什么不同？术中知晓是怎么回事？麻醉后睡着了我不会呼吸怎么办？30秒就能让我入睡的麻醉药是什么原理？这些问题你都能在书中找到答案。该书以其简明扼要的方式，为读者呈现了麻醉学领域的关键概念与理论，揭开麻醉学的神秘面纱。以通俗易懂的语言、清晰的图表和案例研究，讲解了麻醉药物的分类与应用、麻醉技术的操作与风险控制等内容，让读者能够深入了解麻醉学的理论和实践，从而更好地理解麻醉医生的工作和责任。

　　我们相信，无论您是医学专业人士还是对麻醉学感兴趣的普通读者，《什么是麻醉学？》都将为您带来一次愉快而有益的阅读体验。正如牛津大学出版社所介绍的那样：该书"充满生气且流畅易读如斯，该系列丛书将改变你对所感兴趣之主题的思考方式；对于那些你未曾涉猎的领域，丛书又堪为绝佳的入门引领。"它既适合有一定知识积累的中学生和成年人，也欢迎任何对这个世界有好奇心和求知欲的人来翻阅它。

最后，受大连理工大学附属中心医院麻醉科毕聪杰主任的委托，感谢科研与学科建设部李绅主任的信任和牵线搭桥，感谢本书全体翻译人员，他们为本书的出版付出了智慧、心血和努力。

熊利泽

《中华麻醉学杂志》总编辑

中华医学会麻醉学分会第十二届主任委员

致　谢

本书献给希亚姆（Hiyam）、伊桑（Ethan）和玛雅（Maya），感谢他们在我撰写本书时的耐心支持。

我有幸在两家一流的医院担任麻醉顾问：英国利文斯顿的圣约翰医院和新西兰汉密尔顿的怀卡托医院。多年来，两家医院教育了我、鼓励了我、启迪了我，偶尔还让我感到力不胜任的惶恐。在很多方面，是医院把我塑造成一名合格的麻醉医生，我心怀感激。

我还要特别感谢基思·奥尔曼（Keith Allman）、维姬·克拉克（Vicki Clark）和大卫·基布尔怀特（David Kibblewhite），感谢他们相信我有能力编写这本书。我也要感谢迈克尔·库珀（Michael Cooper）、斯蒂芬·多伊尔（Stephen Doyle）、迈克·弗里德（Mike Fried）、彼得·肯普索恩（Peter Kempthorne）、安德鲁·蒙卡斯特（Andrew

Muncaster）、杰米·斯利（Jamie Sleigh）和伊恩·威尔逊（Iain Wilson）在专业问题上给予我的帮助。我还对大卫·坎贝尔（David Campbell）、玛格丽特·卡拉赫（Margaret Caraher）、加里·达西（Gary D'Arcy）、唐纳德·加洛韦（Donald Galloway）、阿利斯泰尔·格雷厄姆（Alistair Graham）和玛丽·奥唐纳（Mary O'Donnell）等对本书的建议表示感谢。本书中的内容若有不妥之处，都仅代表我个人观点。

我同样要感谢牛津大学出版社的拉莎·梅农（Latha Menon）和艾玛·马尔尚（Emma Marchant）在本书英文版出版时给予我的帮助与支持，感谢艾莉森·西弗伍德（Alyson Silverwood）在文案编辑方面的帮助。

目　录

第一章
给生命按下暂停键：
麻醉的概念

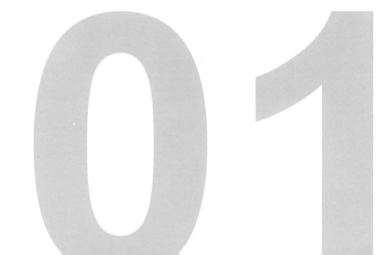

概述

研究显示，全世界每年会进行数以亿计的需要麻醉的外科手术。在英国，麻醉专业的医护人数在医院里是最多的。但在很多方面，麻醉又是最神秘的。大多数非医务人员对麻醉学相关的内容只有很模糊的理解。

影视媒体对麻醉的宣传也不甚积极。比如在医疗剧中，剧情一般会将外科医生描绘成英雄，而将麻醉医生刻画成慌张的辅助人员。

在手术中，麻醉风险只占总风险的一小部分。然而人们最害怕的似乎仍然是麻醉。很多患者都会真实地表达出对麻醉的恐惧，并会问出诸如"如果我睡不着怎么办？""如果我醒不过来怎么办？""如果我在中途醒来怎么办？""医生怎么知道我真的睡着了？"等问题。

麻醉是一项既具有吸引力又很有意义的工作。笔者每天的工作就是使患者的意识暂时消失，让他们在完全无意识的情况下接受疼痛且有创的外科手术。对笔者来说，实施麻醉的手段仍然有些神奇。

本书简要介绍了麻醉学的历史背景，讲解了麻醉设备、技术和药物的应用，并讨论了它们是如何发挥作用的，同时介绍了麻醉药的风险和副作用，并对麻醉学的亚专业进行了整理、概述。

麻醉的概念

许多人（可能包括我们认识的人）都经历过全身麻醉。全身麻醉的概念对多数人来说并不陌生，但仍有必要仔细了解它的基本常识。

如果你观察一名全身麻醉状态下的成年男性，他似乎睡着了，仰面躺着，闭着眼睛，一动不动。他的呼吸缓慢而有规律，皮肤温暖而干燥。然而，如果你喊他的名字或摇他的肩膀，他不会醒来。即使你用手术刀切开他的皮肤，他也不会睁眼，不会动，不会有任何明显的外在反应。

虽然人们经常用"睡着了"这个词来形容被麻醉的人（笔者在和患者、同事交谈时也经常用这个词），但全身麻醉并不是真的睡着了。从生理学角度来说，这两种状态是截然不同的。全身麻醉指的是患者应用麻醉药后人为造成的一种无意识状态。局部麻醉是指通过阻断神经传导而使身体的某个部位产生麻木感的状态，通常不会影响患者的意识。

什么是全身麻醉?

在19世纪中期，即麻醉学发展的早期，人吸入乙醚蒸气后产生的状态被称为"乙醚化状态"。但是人们很快就发现，氯仿和其他药物也可以有效地使患者进入与吸入乙醚蒸气相同的状态。但很显然，氯仿是不能使患者达到乙醚化状态的。要找到一个足以描述这一状态的词语并不容易。早期的一些词语被认为"不得体"或"不恰当"，比如嗜睡、昏睡、昏迷、淡漠、昏死和麻痹等。1846年，美国神经学家奥利弗·温德尔·霍姆斯（Oliver Wendell Holmes）在给威廉·莫顿（William Morton）的一封信中建议用"麻醉"（anaesthesia）一词来描述这种新状态，这个词来自希腊语，意思是"没有感觉的"。从此以后，麻醉连同它的形容词"麻醉的"（anaesthetic）迅速流行起来。1847年，詹姆斯·杨·辛普森（James Young Simpson）发表了他对氯仿的早期研究成果。尽管偶尔还会有人提出一些不恰当的替代词，如"northria"或"metaesthesia"，但是麻醉一词已被广泛使用。

吸入乙醚蒸气的目的是使手术无痛，而不是一定要让患者进入无意识的状态。然而，意识消失和不发生体动很快就被认为是麻醉的理想属性。第一名专门研究麻醉的医生约翰·斯诺（John Snow）在1872年写道："乙醚除了防止疼痛以外还有其他好处：它可以使患者在术中不发生体动，没有乙醚则无法实现这点。"一个世纪以来，躺着不动是麻醉充分的唯一可靠标志，而意识消失可以让患者从创伤手术的痛苦体验中解脱出来。

在全身麻醉诞生后的近一个世纪里，全身麻醉多数情况下是使用一种药物实现的，通常使用乙醚或氯仿；偶尔两者混合使用，或从一种更换为另一种。因为这两种药物满足了麻醉的需要（使患者意识消失并保持不动），所以不需要考虑其他事情了。然而，静脉麻醉药、肌肉松弛药和其他辅助药物的发明则引发了人们对全身麻醉所用药物的具体成分的讨论。

1926年，梅奥医院的约翰·伦迪（John Lundy）提出了平衡麻醉的概念，即使用一系列技术（如预先给予镇静药使患者镇静，然后再给予其他不同种类的全身麻醉药）获得最佳全身麻醉效果。1950年，利物浦的戈登·杰克逊·里斯（Gordon Jackson Rees）和塞西尔·格雷（Cecil Gray）提出了麻醉的三要素：镇静（"无意识"）、镇痛和肌肉松弛。这三要素通常用一个三角形图标来表示。重要的是，虽然，一种药物不足以满足所有要素，但是可以用氟烷镇静、用吗啡镇痛、用筒箭毒碱使肌肉松弛，从而提供安全可靠的手术条件。目前联合使用镇静药、镇痛药和肌肉松弛药的麻醉三要素方式仍被广泛使用，但这种方式已经过时了。为了达到更好的麻醉效果，需要更仔细地考虑全身麻醉药物的组成。

意识消失

几年前，笔者的一名麻醉专业的朋友在打壁球时肩膀脱臼了。他去了当地医院的急诊科，在使用了大剂量的镇痛药吗啡和镇静药咪达唑仑后，接受了肩关节复位手术。尽管被注射了吗啡，他知道自己当时是清醒的，也知道肩关节复位是一个非常痛苦的过程。然而，咪达唑仑导致他短暂性记忆丧失，因而不记得手术的疼痛。

这位朋友所接受的并不是全身麻醉。然而，他提出的问题是：在非紧急情况下，让患者忘却曾遭受的疼痛刺激，这种做法是否符合伦理？笔者的回答是：在任何情况下，当有其他选择的时候，故意给一个有意识的人造成痛苦都是不符合伦理的，而那个人事后是否记得并不重要。

全身麻醉会让人失去意识，但有必要仔细研究一下这种情况到底意味着什么。

在人体的众多功能中，清醒的大脑负责产生某些感受以及关于这些感受的记忆。如果破坏其中一种功能，大脑可能只会产生疼痛等感受，但不会形成记忆，也就是这位朋友所遇到的情况。然而，全身麻醉会暂时中止大脑产生感受（感觉、意识）和关于这些感受的记忆。

此外，全身麻醉被认为是由麻醉药引起的一种状态（患者不能靠自己做到这一点），而且是可逆的，从某种意义上说不是永久性的。如果头部受伤，那么大脑也可能会停止产生各种感受或记忆，但这不同于全身麻醉。

肌肉松弛

三要素模式中的另一个要素是肌肉松弛。切开肌肉（如腹壁肌肉）会引起肌肉本身的反射性痉挛，这使得手术在技术上更加困难，这种反应只有在程度非常深的麻醉下才能消除。在气管中插入气管导管也是一个刺激性非常强的过程，也只能在深度麻醉下进行。然而，这两个问题都可以通过使用麻痹肌肉的药物来解决。因此，麻醉只需达到使患者意识消失的深度就足够了，手术或气管插管所需的肌肉松弛效果可以用其他药物来实现。人们用"肌肉松弛药"一词来指代这类药物，并在20世纪40年代后广泛应用。

然而，许多外科手术是不需要肌肉松弛的。即使没有肌肉松弛药，在手术造成的疼痛刺激下，全身麻醉的患者也不会自主活动。而在受到刺激时保持不动是全身麻醉最简单的客观标志之一。

但意识消失和一动不动并不是根本目的，因为麻醉最初是作为消除疼痛的手段而产生的。

什么是疼痛？

几乎所有人都经历过疼痛，无论是早期的婴儿出牙抑或是常见的腹痛。

国际疼痛研究协会（IASP）将疼痛定义为"一种不愉快的感受和情绪体验，由刺激引起，可表现为组织损伤"。这是一个很实用的定义，因为它包含了引起疼痛的原因（对身体的实际或潜在损伤）、结果（不愉快的感受）以及该结果引起的长久影响（不愉快的情绪体验）。

疼痛的神经生理学机制已被广泛研究，疼痛的产生过程如下所述：最初是检测到疼痛刺激（痛觉），这是通过触发皮肤和其他器官中被称为"伤害性感受器"的特定神经末梢产生的。"伤害性感受器"在疼痛神经纤维中产生电信号，这些电信号通过周围神经传递到脊髓。脊髓中的电信号可能会发生改变，随后被传递到丘脑。丘脑是大脑的一部分，负责整合各种类型的感觉信号。电信号从丘脑传递到大脑皮质，即大脑沟回的表面。此时，疼痛信号被整合到有意识的感知中，可以说疼痛正在被感知（在此之前，只有疼痛信号）。

然而，这一过程并未就此结束。疼痛会引发强烈的情绪后果，例如恐惧、愤怒和焦虑。如果用一个词来描述疼痛带来的情绪反应，那就是"痛苦"。此外，疼痛还会触发记忆的形成，提醒人们在未来要回避可能发生的类似事件。感受到痛苦的强度也取决于当事人彼时的精神状态，因为疼痛、记忆和情绪之间的关系是微妙而复杂的。

在通过大脑潜意识部分的过程中，疼痛信号通过激活交感神经系统产生肾上腺素，引发应对压力的生理反应（战斗－逃跑反应）。感到痛苦的人会产生肾上腺素反应：脸色苍白、出汗、颤抖、心跳和呼吸急促等。此外，激素风暴被激活，身体对损伤做出反应以对抗感染。这就是所谓的应激反应。

痛觉和疼痛传递也可以在简单动物身上表现出来，如果蝇或蠕虫。然而，人们不会把它们的经历称为痛苦，因为人们不认为果蝇和蠕虫像人类一样有意识。

回到患者，人们可以合理地假设一个无意识的人无法体验疼痛，因为体验需要神志清醒。

事实上，即使患者表面上对手术切口没有反应，也会表现出受到刺激的体征。他的心率和血压上升，呼吸变深变快，血液中可以检测到应激反应的激素标志物。

吗啡等镇痛药可以消除这些反应，从而抵消这些变化。因此，手术中除麻醉药外，还应按常规使用镇痛药。但这就出现了一个问题：如果患者没有感受到疼痛，为什么还要给予他镇痛药呢？

应激反应是有害的，尤其是对患者来说。例如，创伤后为减少失血，人体凝血功能增强，从而容易导致患者下肢形成深静脉血栓。应激反应还会导致脂肪和蛋白质分解，重新调整能量储备，这正好与生成新细胞和修复组织的愈合反应的需要相反。因此，在治疗上有必要减弱应激反应。此外，术中镇痛良好的患者比镇痛较差的患者苏醒后的感受更为舒适。一般来说，经典的麻醉药在抑制应激反应方面效果很差，但吗啡等镇痛药则非常有效。因此，全身麻醉的最佳搭配是一种使人意识消失的全身麻醉药结合一种减弱应激反应的镇痛药。

冰箱问题和记忆的形成

当笔者还是个孩子的时候，曾被这样一个问题困扰：当冰箱门关上时，冰箱里的灯会发生什么变化？每次打开冰箱门，无论多么突然（出其不意地打开冰箱门）或多么轻柔（宛如冰箱门没有被打开），灯总是亮着的。笔者一度因此（错误地）断定灯是一直亮着的。

在冰箱门关着的情况下，有什么方法能让人们从冰箱外检测到冰箱内的灯光——能告诉人们灯是否亮着？

全身麻醉也存在同样的概念性问题。在全身麻醉的情境下，冰箱是患者，灯是患者的意识。当冰箱门开着的时候，人们可以清楚地看到灯光，也就是能够与患者进行互动，他们是有意识的。当患者进行全身麻醉时，就如同关上冰箱门后想知道灯是否仍亮着，无论光线多么微弱。

一个简单的解决办法是等到患者苏醒，问他还记得什么，而回答几乎都是不记得发生了什么。事实上，在麻醉期间，他根本没有感觉到时间的流逝。

这里的"记得"是指外显记忆，这是一种可以直接在脑海中唤起的记忆，比如自家的电话号码。然而，还有一种内隐记忆，即不能直接在脑海中唤起，但却在没有意识到它的情况下影响了自身的选择和行动。

研究人员使用多种方法研究了麻醉下内隐记忆的形成，如自由联合词组测验或催眠。早期揭示全身麻醉下内隐记忆形成的尝试似乎获得了成功，但在方法上是有缺陷的。为了解决这个问题，本·乔尔科夫（Ben Chortkoff）和他的同事在旧金山开展了一项引人注目的研究。这项研究基本上是1965年一项研究的重复，在对照组和实验组中使用盲法消除早期研究中的缺陷。21例患者被随机分为两组，麻醉后，通过耳机向其中一组播放下面的危机台词：

是谁关掉了氧气？是谁断开了氧气管？他的身体正在变

蓝。天啊，他的嘴唇是蓝色的。快把氧气管连起来。你明白了吗？好的我现在再给他一些氧气。（随后暂停15秒，给患者做3次肺通气。）小伙子，好的，他现在看起来好多了。我认为可以继续了。

对照组播放的是中性台词，但有同样的停顿和肺通气环节。第二天，三名研究人员组成的团队对每名患者进行了随访，通过提问和催眠，试图得知他们听到了哪一版台词。研究人员本身也不知道患者听到的是哪一版台词。他们无法确定哪些患者听到的是危机台词，也没有一个患者能够回忆起危机台词。近些年，其他关于内隐记忆形成的研究也显示出类似的结果。

证明患者无法记住麻醉下发生的事情，并不等同于证明患者当时没有意识到这些事情。笔者的朋友不记得肩膀被复位的经过，但他相信当时的自己是很痛苦的。目前人们掌握的最好证据是：全身麻醉非常有效地抑制了产生意识和记忆所需的大脑活动。

亚瑟·盖代尔（Arthur Guedel）

　　亚瑟·盖代尔是美国的一名麻醉医生。第一次世界大战期间，他被派往法国孚日省，负责美国军队的手术麻醉工作。当时，麻醉医生的数量太少而患者数量太多，因此成千上万的伤员得不到麻醉。盖代尔培训护士和勤务兵使用乙醚对患者进行全身麻醉，并绘制了患者在乙醚麻醉下（未预先用药）的分期体征挂图（图1）。

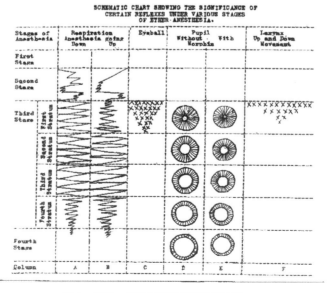

图 1　亚瑟·盖代尔麻醉分期体征挂图

观察者能清楚地看到，吸入乙醚的患者一开始是完全清醒的（在某些情况下，还会躁动和挣扎）。一段时间后，患者开始感到困倦，然后昏昏欲睡，紧接着无法被唤醒。如果继续给药，患者最终会死亡。乙醚剂量与患者体征之间有明显的对应关系。盖代尔展示了乙醚麻醉何时剂量不足，何时剂量合适，何时剂量过多等情况。

盖代尔的挂图清晰而简单。它所用的观察方法很容易被快速掌握（如观察瞳孔大小、瞳孔对光反射或呼吸方式），并且不需要复杂的设备。盖代尔把他的技术传授给成百上千人，还骑着摩托车穿梭在各个野战医院之间指导他的学生。

盖代尔并不是第一个描述麻醉分期的人，约翰·斯诺在几十年前就描述了麻醉分期的五个阶段。然而，盖代尔提出的麻醉分期更容易区分，应用广泛且非常可靠，在接下来的五十年中成为麻醉深度评估的基础。

盖代尔麻醉分期的前两个阶段与酒精所起的麻醉作用相比，后者在许多方面与全身麻醉药起到的效果相似。

盖代尔麻醉分期的第一期类似于轻微的醉酒。患者处于放松状态并善于言谈，尽管对精细运动指令（如驾驶）表现出明显缺陷，但其他方面，如行为、记忆、言语和反应等大致上是正常的。酒精和全身麻醉药一样，对大脑不同部位的影响速率不同。

　　盖代尔麻醉分期的第二期就像是严重的酒精中毒。二者有一些相似的特征：第一，对运动指令表现出严重缺陷；第二，对行为有去抑制作用，这是因为酒精抑制了大脑中抑制性通路的作用，这使得醉酒的人更有可能采取暴力行为或做蠢事；第三，严重的酒精中毒容易导致呕吐，当酒吧关门后，在城市街道上经常能看到呕吐的人；第四，记忆可能受损，醉酒的人有时不记得前一天晚上他们是怎么回家的或在这期间他们的所作所为。

　　第二期的进一步特征是交感神经系统略占优势：瞳孔轻度扩大（尽管对光反射存在），心率和血压轻微上升。由于抑制作用消失了，一些反射可能会略微增强。

　　想象一下，一名患者正在吸入乙醚，他极度恐惧，承受着腿部坏疽的剧烈疼痛，他知道如果这条腿不被截肢，那么他极有可能面临生命危险。他开始不情愿地吸入刺激性的乙醚蒸气。一开始，他能够配合，但后来他变得不受约束，配合的意愿也随之减弱。他开始躁动和挣扎，有时还想拿掉脸上的面罩，使乙醚的起效时间变慢。尽管他被几名强壮的助手按住，但随后剧烈呕吐会使他窒息并吸入自己的胃内容物。

由于存在这些严重问题，第二期可以定义为去抑制阶段。因此，术前禁食、保持空腹仍然是现在麻醉的常规流程。虽然并不能避免麻醉后的呕吐反应，但可以尽可能地减少胃内容物。

和之前其他技术娴熟的麻醉医生一样，盖代尔知道麻醉第二期是最危险的阶段。麻醉诱导时的所有不良反应均发生在第二期，包括咳嗽、屏气和喉痉挛等。喉痉挛可能导致患者声带反射性关闭，使患者因气道阻塞而死亡。

使用酒精很难突破麻醉的第二期，这就是为什么酒精不能用作全身麻醉药。酒精的麻醉效能一般，并且必须口服。酒精也会被广泛代谢为有毒的产物，从而导致宿醉症状，这些代谢产物也可能致命。因此，酒精的致死剂量和麻醉剂量非常接近，不能将它用作麻醉药。

尽管有这些困难，麻醉医生也能使患者通过麻醉第二期，进入安全的第三期。然而在这段时间里不得有任何干扰，或任何可能对患者造成威胁的噪声和其他刺激。出于这个原因，直到现在麻醉室的门上通常都会贴着"麻醉中，请勿进入"的标识。笔者的外科同事在手术开始切皮前通常会问："可以开始吗？"他们真正要问的是："这名患者是否已经安全地度过了麻醉的第二期而进入了第三期？"虽然现代麻醉药比乙醚的安全范围更广，但大多数麻醉医生仍然需要一个安静的氛围。

盖代尔麻醉分期的第三期是手术麻醉期，也就是现在的"全身麻醉期"。在第三期，患者会静静地躺着，不会对疼痛刺激产生反应，也不会产生任何反射活动（如瞳孔对光反射消失），但保持了充分的呼吸和心跳功能以保证自身安全。盖代尔将麻醉第三期又分为四级，但这种分级与现代临床实践的相关性相对较小。

盖代尔认识到过量的乙醚会使患者死亡，因此将麻醉分期的第四期定义为麻醉过量期。在第四期，患者正处于走向死亡的道路上：几乎摸不出脉搏，呼吸变得非常浅且不规律，最终呼吸、心跳停止。然而，至少在第四期的最开始，患者的呼吸、心跳并不会停止。如果有人意识到即将发生的事情，并及时切断乙醚，患者仍有可能恢复正常。

事实上，第四期并不是突然发生、无法预料的。谨慎的麻醉医生会通过观察注意到脉搏和呼吸的减弱，并有足够的时间避免灾难性事件的发生。

麻醉深度

盖代尔所做的是高效地对已经得到应用的麻醉方法进行规范化定义，并提出麻醉深度的概念。

人们一直相信麻醉有不同深度这一观点，但也存在争议。笔者认为，用形容词"深"和"浅"来描述麻醉深度是借用了自然睡眠的传统描述方法。尽管这两个词使麻醉深度的概念看起来更熟悉而变得更具吸引力，但全身麻醉并非睡眠。

> 人们最常用的词语之一便是"麻醉深度"。人们所说的让患者麻醉得"更深"、让患者进入某种状态、将患者"麻倒"，这些都暗示着患者仿佛正在经历由生到死的过程。
>
> ——威廉·伍尔夫·穆辛
>
> （William Woolf Mushin）

睡眠的概念呼应了本章的开头，并提出了这样一个问题：自然睡眠和麻醉之间的区别是什么？

为什么麻醉不是睡眠：看脑电波

最完整的答案来自使用脑电图技术（EEG）对大脑电活动的研究，这一技术在20世纪30年代发展起来，此后不断改进。遗憾的是，它仍然是一种研究大脑活动的粗略方法。

脑电图通过放置在头皮上的电极捕捉大脑的微小电活动。然而，大脑的电活动并不局限于表面：大脑是一个实质脏器，尽管意识很可能表现在大脑皮质表面，但大脑的深层部分产生的电活动可能不会在表面被识别。大脑电信号非常微弱，在微伏级的测量范围内，这使其容易受到其他电信号的干扰，比如心脏或肌肉产生的电信号，这些电信号的功率大约是大脑电信号的100倍。

脑电图的波形很难解释。对于未经训练的观察者来说，脑电图看起来像随机产生的波形。通过扬声器播放，它会发出嘶嘶声，像收音机调到静态时一样。试图从这样的信号中推断出大脑内发生了什么是极其困难的。然而，医生可以做出某些推论。一些病理活动——例如某些类型的癫痫——通常可以被识别出来，医生还能识别出一些特定的活动信号，例如，清醒状态下大脑会产生一种被称为β节律的快速随机信号，其特征是电活动频率为16～25赫兹。

分析脑电图可以发现，睡眠是一个高度结构化的过程。人会经历两种不同的睡眠形式。众所周知，其中一种会产生快速的眼球运动，被称为快速眼动睡眠，而另一种则是非快速眼动睡眠。快速眼动睡眠时会产生逼真的、能够唤起回忆的梦境，但只占睡眠时间的15%～20%。这两种睡眠形式都是持续约90分钟的睡眠周期的一部分。在睡眠周期之间短暂醒来是正常的，人在一个晚上有3～6个完整的睡眠周期。

虽然人们把睡眠看作是大脑休息和再充电的过程，就像是"把忧虑的乱丝编织起来"一样，但很明显，相当多的大脑皮质活动还在进行。例如，在快速眼动睡眠中，脑电图的监测结果类似于清醒的大脑，反映出大脑中快速、低振幅、高频的电活动。

全身麻醉患者的脑电图中会有一些可识别的电信号变化。一般来说，电信号的频谱会减慢。尽管其意义尚不明晰，但这些特征似乎与自然睡眠相似。接着，电信号的整体强度会减小。深度麻醉时，可以观察到短时间的电沉默，即暴发抑制。最后，电信号整体的随机性，即熵指数会降低。

简而言之，患者麻醉下的脑电图看起来与清醒时完全不同。与清醒状态和快速眼动睡眠相反，麻醉的特点是大脑皮质的电活动静止。从脑电图可知，全身麻醉会显著影响大脑皮质产生感受和记忆的功能，这也得到了其他实验证据的支持。

在大脑功能研究方面，脑电图已经被更有效的研究方法取代，如功能磁共振成像（fMRI），它可以在特定的任务中对整个大脑的电活动进行实时成像。阿片类药物（镇痛药）浓度、催眠药物（麻醉药）浓度和对刺激无响应概率之间关系的假设响应面如图2所示。点1：完全响应。点2及其上方平台：完全无响应。点3显示了在不使用镇痛药时，麻醉药和响应性之间的关系。点4显示了使用大剂量镇痛药时，麻醉药和响应性之间的关系。点5显示了镇痛药和麻醉药之间产生最大协同效应的位置。点6显示了在不使用麻醉药时，镇痛药即使达到非常高的浓度也不能产生抑制反应。曲面中间的曲线为50%等效线，曲面顶部的曲线为95%等效线。这些曲线分别表示50%和95%的无响应性。

　　脑电图是无创的，如今已开发出多种体积较小的脑电图仪。这些仪器能测量局部大脑电信号，通常监测前额部位，对其进行数学分析，并将结果提炼成一个可以被麻醉医生理解的数字。例如，90～100表示清醒，70～80表示镇静，30～50表示全身麻醉，0表示皮质静默。这为全身麻醉下的皮质抑制程度提供了一种客观的测量方法。

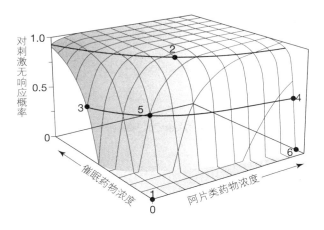

图 2　假设响应面

麻醉深度不再像盖代尔所定义的那样是一个线性的概念，因为很明显，麻醉不是一个单一的过程。现在人们认为麻醉最重要的两个组成部分是意识消失和抑制应激反应。这可以用一个被称为响应面的三维图表示。

图2所描绘的响应面是假设的，真正的响应面会对坐标轴进行更具体的详细说明。例如，它可能显示了异氟醚（一种麻醉药）和瑞芬太尼（一种镇痛药）浓度不同时血压升高的可能性。真实的响应面是通过非常耗时的实验确定的。想

要全面了解麻醉效果，需要用响应面对每种可能的麻醉药组合与每种可能的手术刺激进行比较。虽然这是一项艰巨的任务，但已取得相当大的进展，这项工作很可能会大大提高人们对全身麻醉过程的理解，尽管人们的理解将因大脑本身的复杂性和人类感受的无常性而受到限制。

第二章

回溯历史

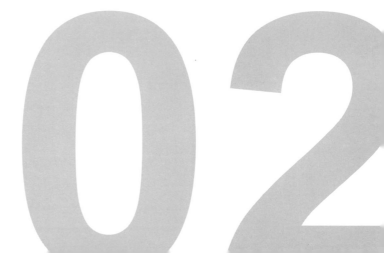

吸入麻醉的发明者和实施人。

在他之前，手术伴随剧痛；

自他开始，手术再无疼痛；

从他以后，科学掌控疼痛。

——W. T. G. 莫顿（W. T. G. Morton）的墓志铭

在这个世界，人们认为疼痛在很大程度上是可以避免的。早在2007年，全球范围内的非处方镇痛药的市场价值已超过300亿美元。对许多人来说，即使是轻微的头痛或扭伤，也会服用扑热息痛（对乙酰氨基酚）或布洛芬镇痛。

然而，在一个半世纪以前，情况却非常不同。对于大多数人，尤其是穷人来说，疼痛或多或少是一种日常经历。当时没有现成的镇痛药，这就意味着人们不得不忍受各种各样的疼痛。营养不良、卫生条件差、过度拥挤和不安全的工作环境造成了诸如佝偻病、脓肿和牙疼等问题泛滥。在分娩镇痛出现之前，分娩对女性而言是一种可怕的经历。

在没有任何形式的麻醉时，人们在手术中会遭受极大的痛苦。在没有抗生素的情况下，肢体被车轮碾压后如果不立即进行截肢手术，患者很快就会因坏疽而死亡。

医学技术在19世纪初期是非常原始的。医学实践在很大程度上仍以盖伦（Galen）和希波克拉底（Hippocrates）的经典著作为基础，诸如放血等有害操作非常普遍，而对无菌术知之甚少。做手术时，外科医生可能不会费心脱掉他的便装，或像屠夫一样穿着工装和皮围裙。医生需要一名肌肉发达的助手控制患者保持不动。最好的外科医生就是动作最快的那一名，能够在一分钟之内完成截肢手术。爱丁堡的罗伯特·李斯顿（Robert Liston）会在成排的医学生面前做截肢手术，并以"先生们，给我计时！"为开场白，而当他需要双手同时操作时，便会用牙齿咬住血淋淋的手术刀。

1811年，作家弗朗西斯·伯尼（Frances Burney）因肿瘤导致一年多的乳房和手臂疼痛，为此她接受了乳房切除术。伯尼嫁给了一名法国贵族，她的手术是由拿破仑的外科医生多米尼克·简·拉瑞（Dominique Jean Larrey）在没有进行任何形式麻醉的情况下实施的。多年后，伯尼给姐姐写了一封令人伤感的信，在其中详细描述了她的经历，也许这是最好的描述患者疼痛经历的文字：

当那可怕的手术刀刺入我的乳房，割断静脉、动脉、神经时，我恐惧得连哭泣都已忘记。我尖叫，整个过程我一直在大声尖叫。真是奇怪，我根本听不到自己的叫喊声，这种痛苦是如此折磨人。

接着，我感觉那刀子抵着我的胸骨来回剐蹭！这一切都是在我完全无法描述的痛苦折磨下完成的。手术操作加上包扎一共持续了20分钟。此等剧痛，难以忍受。然而，我还是尽我所能地鼓足勇气，纹丝未动，更没有阻止和反抗，除了在包扎的时候说了一两句话之外，我始终没有说话。

伯尼在手术之后又活了29年。

人们容易把这个时期的外科医生想象为冷漠嗜血的"屠夫"。的确，他们当中一些人总带着那种不满的神情。然而，亦有许多外科医生怀有怜悯之心，他们也被自己制造的这种痛苦深深困扰。尽管伯尼经历了痛苦，但当她得知她的外科医生后来遭受了精神创伤之后，也对其深表同情。

在麻醉技术广泛涌现之前，可供选择的镇痛药很少，以下是其中几种的简介。

酒精

在手术前，患者常用饮酒来增强勇气。但是，酒精对感知疼痛几乎没什么影响。有时，医生会让患者一直饮酒直到昏迷不醒，但多数情况下这其实是无效的。

鸦片

在19世纪现代化学诞生之前，医生们只能从自然界寻找治疗方法，如树叶、树皮、树根等。尽管许多治疗方法根本无效，有时甚至有害，但有些植物确实含有强效的生物碱，这些生物碱至今仍被使用。

天然鸦片由罂粟花果实中的白色乳汁干燥而成。天然鸦片含有一些具有镇痛作用的生物碱。在这些生物碱中，吗啡是最为人熟知的一种。公元前4世纪，鸦片的特性就被古代苏美尔人所熟知。从那时起的几百年间，鸦片是唯一有效的镇痛药。希波克拉底曾建议将鸦片用于治疗引起女性疼痛的一些疾病。（但值得注意的是，他并没有建议将其用于外科手术。）

然而，鸦片在使用上存在几个问题。首先，鸦片的产量变化很大。罂粟需要温暖的环境才能产生鸦片。在气候较冷地区，生长在那里的罂粟几乎无法产生鸦片。因此，鸦片的浓度不可靠，无法确定其有效剂量。

其次，鸦片的给药方式不可靠。许多天然的阿片类药物，包括吗啡，很难被胃黏膜吸收。这意味着口服不是这类药物的有效给药方式。尽管如此，鸦片酊（含鸦片的酒精溶液）在当时仍是一种非常受欢迎的镇痛药。19世纪50年代，皮下注射针和注射器的发明大大提高了鸦片（和其他药物）的给药效果。

最后，鸦片具有成瘾性。人们发现，许多能够轻易获取鸦片的医生和药剂师，不管是为了消遣还是实验而服用鸦片，经过一段时间后就再也离不开它们了。

茄科植物：曼德拉草、颠茄、天仙子

在茄科植物中，一些物种能够产生令人镇静的生物碱，其中最著名的当属曼德拉草、颠茄和天仙子。几个世纪前，这些植物的镇静作用就被人所知。

曼德拉草，又名"曼陀罗"，是一种剧毒植物，一直以来人们都认为它与魔法和医疗有着千丝万缕的联系。它浓密的根须与人形相似。曼德拉草磨碎后会产生具有强效镇静作用的生物碱。

古希腊医生和药理学家迪奥斯科里季斯（Dioscorides）在其著作《药物论》（*De Materia Medica*）中写道：

给需要进行手术或烧灼止血的人服用曼德拉草根泡的酒，他们会陷入深深的睡眠，因而不会感到疼痛。

11世纪时，人们对一种叫作"颠茄药水"的药剂作了如下描述：

一个人如果喝了颠茄药水，即便割开他的身体，他也保持酣睡而浑然不知。

迪奥斯科里季斯在《药物论》中还描述了关于曼德拉草、鸦片、铁杉和天仙子复杂的制备工艺。

以上两段对茄科植物药效的描述听起来与全身麻醉药的效果十分相似。其中涉及生物碱药理学作用的内容也阐述得相当准确。

目前尚不清楚当时为什么没有对这些技术进行进一步研究，笔者认为有以下两个原因：第一，这些植物的应用多与巫术密切相关，巫术的威慑力会使研究者敬而远之；第二，和鸦片一样，它们的产量并不稳定，而且剂量也难以精确控制，很容易造成患者死亡，因而人们不敢尝试。一份中世纪（12—15世纪）晚期麻醉药配方手稿（图3）记载了"颠茄药水"的配方，这种药水是用各种成分精心调制而成的，有些成分（猪胆汁、生菜、醋和白泻根）是不起麻醉作用的，有些成分（鸦片、铁杉和天仙子）强效且危险。作者很可能也不知道哪种成分起什么作用。

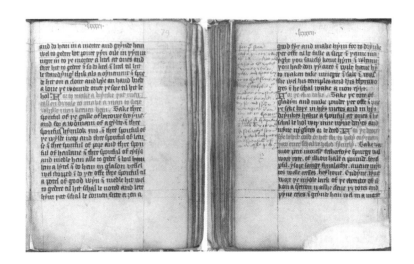

图 3　中世纪晚期麻醉药配方手稿

虽然曼德拉草装饰着大不列颠和爱尔兰麻醉医生协会的会徽，但是它在现代麻醉中并无一席之地。然而，从颠茄中提取的阿托品，目前仍是一种普遍用于提高心率的药物。人们还从天仙子中提取出一种具有类似效果的药物——东莨菪碱。重要的是，阿托品和东莨菪碱现在都不用于麻醉。

实施全身麻醉需要具备一些先决条件。一方面，人们必须尽可能地接受需要在镇痛下实施外科手术的思想。尽管历史上有一些经典案例，但这种思想仍经历了很长时间才被人们接受。这种理念的践行者经常遭到公开嘲讽。另一方面，人们必须找到一种既药效强劲到能使人失去知觉而耐受手术，又不至于轻易过量（增加意外死亡风险）的麻醉药。这种药还需要易于生产，患者耐受良好，而且其用法对未经训练的人来说容易掌握。草药（鸦片、曼德拉草）因缺乏可靠性且过于危险而不适合作为麻醉候选药。化学的迅速发展为发现、生产合适的麻醉候选药提供了基础。

氧化亚氮

1799年，英国化学家汉弗莱·戴维（Humphry Davy）在布里斯托尔的吸入气体治疗研究所，用不同的气体进行实验，试图寻找结核病和其他呼吸系统疾病的治疗方法。戴维长期在自己身上做实验，他通过自己吸入新发现的气体来判断它们的作用。在合成氧化亚氮后，他吸了几口，发现自己产生了一种欣快感。后来，他发现氧化亚氮具有镇痛的特性，可以暂时缓解牙痛和头痛。

戴维在他的笔记本上记录了氧化亚氮可能在外科手术中起作用，但后来却对它的娱乐作用更感兴趣，并给氧化亚氮起了一个常用名"笑气"。氧化亚氮在手术镇痛上的作用似乎被忽略了。

戴维和吸入气体治疗研究所的同事会邀请一些尊贵的访客吸入氧化亚氮，体验其令人愉悦的效果。这迅速被医学和化学专业的学生效仿，再后来这一幕又在英国和美国的狂欢节上演。直到约半个世纪后，氧化亚氮才被用作全身麻醉药。

1823年，英国医生亨利·希尔·希克曼（Henry Hill Hickman，"假死"一词的创造者）进行了一系列动物实验，即让动物在充满二氧化碳的环境中呼吸以使其丧失意识。在没有任何痛苦的情况下，希克曼截去了实验动物的尾巴或耳朵，而这些动物不久便可恢复意识。希克曼写道："我相信，严谨地使用一些合适的方法，可以安全地让人体的生命活动暂停。"虽然希克曼给英国皇家学院写信告知他的结论，但是并没有得到回应。直到希克曼在30岁去世时，他也没能进一步验证自己的想法。（二氧化碳的效果比氧化亚氮的效果差很多。）

麻醉和维多利亚时代

19世纪中期，受工业革命的影响，科技发展突飞猛进，教育机构的扩张及通信和出版业的迅速兴起，为欧洲和北美洲悄然带来了大范围的文化变革。新的认知为大众接受，实现安全麻醉的理念铺平了道路。麻醉时代终于到来。

1844年，新英格兰表演者加德纳·昆西·科尔顿（Gardner Quincy Colton）向大众展示了氧化亚氮的娱乐效果。还有一名志愿者在这种气体的作用下弄伤了自己的腿，可是他似乎并没有感觉到疼痛。观众中来自康涅狄格州的牙医霍勒斯·威尔斯（Horace Wells）发现了氧化亚氮的镇痛潜力，在自己身上试用之后，他成功地将氧化亚氮应用到自己的牙科诊所。1845年，一名非常杰出的外科医生约翰·柯林斯·沃伦（John Collins Warren）对此持怀疑态度，于是他邀请威尔斯在马萨诸塞州总医院的新圆顶手术室向医学生演示氧化亚氮的麻醉效果。威尔斯在观众中找到了需要拔牙的志愿者。一名高大的红脸男人走上前来，威尔斯用他随身携带的仪器给他吸入了几口氧化亚氮气体。这个男人点了点头之后，威尔斯就拔掉了他的牙。然而，这个男人发出了呻吟声。当威尔斯离开房间时，观众们爆发出一阵嘲笑声。后来，此人承认拔牙时没有感到疼痛，但这对威尔斯来说为时已晚，他感到耻辱并放弃了牙医事业，并在三年后结束了自己的生命。

威尔斯的不幸有两个原因：第一，氧化亚氮的药效还不足以单独起到镇痛效果，氧化亚氮当然可以使患者意识丧失，但是由于氧化亚氮中不含可用的氧，这种镇痛效果一部分是由缺氧造成的；第二，这名患者体型较大，需要的麻醉剂量更大。如果威尔斯再仔细一些，不那么紧张，他可能就成功了。

1846年，威尔斯的搭档威廉·托马斯·格林·莫顿（William Thomas Green Morton）成功地重复了这一演示。场景是一样的，观众也是一样的。沃伦再次担任主持人，他那令人畏惧的质疑态度丝毫未变。这次的患者是一名患有唾液腺囊肿的年轻人，名叫吉尔伯特·阿伯特（Gilbert Abbott）。这一次，莫顿使用的不是氧化亚氮，而是乙醚蒸气。他让患者通过自己设计的玻璃球吸入乙醚蒸气。在乙醚蒸气被发现的几十年后，人们都已知道乙醚会产生与氧化亚氮类似的效果。

阿伯特在乙醚的作用下失去了意识，然后在没有任何不适的情况下被切除了肿瘤。手术完成后，沃伦惊讶地倒退了几步，对观众们说："先生们，这不是骗人的！"如图4所示，这张达盖尔银版照片再现了1846年，在马萨诸塞州总医院首次演示乙醚麻醉的场景。演示当天没有拍摄任何照片，但为了照相，人们安排了许多次情景重现。这张照片是在1847年春天拍摄的。莫顿和原先的患者都不在现场，照片中将手放在病人腿上的是主持人沃伦。

后来，1846年10月16日被人们称为"乙醚日"。为了纪念这一事件，这间手术室被称为"乙醚大厅"。全身麻醉的时代开始了。尽管莫顿为了申请专利，试图隐瞒这种麻醉药的成分，但这一消息还是快速传遍了发达国家。12月，英国和欧洲大陆开始用乙醚进行麻醉。1847年6月和9月，澳大利亚和新西兰分别进行了本国第一场使用乙醚作为麻醉药的手术。

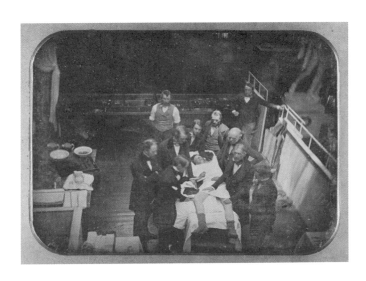

图 4 再现了乙醚麻醉场景的照片

　　乙醚是第一种真正意义上的麻醉药，它的发现虽是偶然，却是一种极佳的选择。第一，使用浓硫酸作用于纯净乙醇即可制造乙醚，方法简单，成本低廉。第二，它易于应用，乙醚是一种易挥发的液体，可以被患者吸入。第三，它能够使患者失去意识，但起效相对较慢，这意味着麻醉时很难因药物过量造成中毒，特别是在那些几分钟就能完成的手术中。这也意味着即便是新手也可以比较安全地使用它，而在那个时期，几乎人人都是新手。

然而，它也有明显的缺点。乙醚蒸气具有刺激性气味，吸入时令人不甚愉悦，会引起患者咳嗽、呕吐。而且，乙醚蒸气具有易爆性，在由明火提供光和热的地方使用它非常危险。因此，发达国家的化学家开始在他们的"柜子"里寻找比乙醚气味更好的挥发性液体。这项搜寻工作很快就有了答案。

氯仿

爱丁堡的产科医生詹姆斯·杨·辛普森阅读了有关乙醚的早期记录，他很希望自己也能做一些关于麻醉的实验。他的朋友大卫·瓦尔迪（David Waldie）是利物浦医药公司的药剂师，同时也是化学家和医生。他向辛普森建议，液体氯仿可能有一定的麻醉作用，并给辛普森提供了一份样本。在爱丁堡的家中，辛普森将装有氯仿的瓶子递给了客人们，邀请他们吸一口，女佣进来后发现包括辛普森在内的大多数人都失去了意识。

辛普森确信自己找到了理想的麻醉药，他开始对氯仿进行实验，发现氯仿在减轻分娩疼痛方面很有用，于是将其应用到产科。他信心满满地在医学论文中大量撰写病例报告，尽管对氯仿的理解还远远不够，他也很快成为研究氯仿的权威人士。

辛普森坚称氯仿麻醉实施起来很容易，可以把氯仿液体滴在用布甚至是报纸围成的圆锥筒上，然后把它盖在患者的鼻子和嘴巴上即可。

氯仿在很多方面都是乙醚的极好替代品。但它的制作方法比乙醚略为困难，但也在绝大多数化学家的能力范围之内。它是不可燃的，吸入时更舒服，并且比乙醚起效更快。在之后的60年内，氯仿在麻醉界占据了主导地位。但不幸的是，非专业人士操作失误的话仍可致命。

> 每周都有氯仿致死的记录，直到这些事件变得如此普遍，以至于几乎无法再引起人们的注意。这种事情绝不能再发生下去了。
>
> ——《柳叶刀》

尽管辛普森坚称氯仿是无害的，约翰·斯诺和后来的约瑟夫·托马斯·克拉弗（Joseph Thomas Clover）都已意识到，辛普森提倡的随意给药方法很可能会因药物过量导致患者死亡，因为氯仿蒸气的浓度很容易达到危险水平。

1862年，克拉弗设计了一种精密却笨重的装置，即将一定体积的液态氯仿注入已知体积的密封袋，产生浓度恒定的氯仿蒸气以供患者吸入。克拉弗的装置设计依据了可靠的科学原理，运行良好，可是因太笨重而未能得到推广。

除了大量过量使用氯仿导致患者死亡的病例报道外，还有一些患者吸入第一口氯仿时就死亡的病例报道。这种情况似乎跟年龄和健康状况无关，报道称在极度恐惧的患者身上会发生这种情况。这很让人费解。有人胸有成竹地说，患者不会因为麻醉深度极浅而死亡，就像一个人不会因为威士忌喝得极少而喝醉一样。

这个问题用了近一个世纪才得到解决。现在人们知道氯仿会敏化肾上腺素对心脏的作用。在放松的患者身上使用氯仿可能是安全的，而带有紧张、恐惧情绪的患者血液中的肾上腺素水平很高，氯仿和循环中的肾上腺素结合容易导致心脏骤停，这就造成了那些带有紧张、恐惧情绪的患者会因吸入氯仿而死的这种可怕的情况。

为了找到一种安全的麻醉药，人们尝试了其他的化学制剂，但单一化学制剂都有缺点。人们尝试使用混合物，如"ACE 混合物"——将酒精、氯仿和乙醚按特定比例混合后的产物。最终，在20世纪初期，除爱丁堡外，全世界都开始摒弃氯仿，而乙醚再次占据主导地位。接下来的一大进展就是由吸入到静脉输注的给药方式的转变。

巴比妥类药物

巴比妥酸是1864年阿道夫·冯·贝耶尔（Adolf von Baeyer）首先合成的一种环状分子。虽然分子本身没有直接作用，但修饰它的侧链可以产生各种各样的（巴比妥类）化学物质，几乎所有的巴比妥类药物都可以对神经系统产生镇静作用。1903年，第一个巴比妥类药物——二乙基巴比妥酸（佛罗拿）被引入医学实践，接着人们在1912年引入了苯巴比妥。

巴比妥类药物作用广泛，可以通过口服、静脉注射，甚至直肠给药。一般来说，它们的作用时间较长，早期的巴比妥类药物是治疗失眠和焦虑的镇静药。1934年，拉尔夫·沃特斯（Ralph Waters）首次将硫喷妥钠（亦称喷妥撒钠）用于人体，发现通过静脉输注硫喷妥钠可快速完成全身麻醉诱导。

麻醉诱导时，静脉输注要比吸入起效快得多。吸入诱导可能需要几分钟，而静脉输注诱导的起效时间则是药物随血液流向大脑的时间（30～60秒）。这样做的优势不仅在于方便操作或令患者更为舒适，还能提高麻醉的安全性。静脉输注药物使风险较大的盖代尔麻醉分期第二期（兴奋期）的持续时间大大缩短。

在手术过程中，输注巴比妥类药物能够很好地维持麻醉，但巴比妥类药物药效的消除速度远远慢于乙醚或氯仿，这意味着患者从麻醉中恢复需要几小时。人们很快发现，在手术麻醉期间用静脉麻醉诱导，维持时改为吸入乙醚或氯仿是一种理想的平衡方式。这种先静脉输注诱导，再用吸入麻醉药维持麻醉的模式至今仍被广泛使用。

继硫喷妥钠后，其他静脉麻醉药出现了，包括巴比妥类的美索比妥、依托咪酯和丙泊酚。同时，有机化学的进步催生出首个比氯仿和乙醚更合适的替代物。1951年，英国帝国化学工业公司的查尔斯·萨克灵（Charles Suckling）在系统地测试了不同的氟化物之后推出了氟烷；后来又引入改良的醚类，如异氟醚、七氟醚和地氟醚，这些药物构成了当今麻醉维持的主要支柱。"挥发性药物"包括易挥发或以蒸气形式给药的液体，如乙醚和氯仿。

麻醉学科的发展和其他医学学科的发展并驾齐驱，比如对微生物理论的理解和无菌术的应用。因此，外科手术实践水平提升显著。除了基本的药物和技术外，现在有大量的可以支持麻醉实践的药物设备，还有机械通气等先进技术和高敏感度的监测设备。然而，尽管各个方面都经过了高度改良，当今麻醉实践过程中解决问题的方式本质上与一个世纪基本一致。

第三章

麻醉学的基本要素

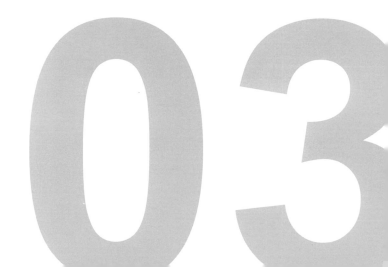

麻醉医生的工作应该是独立的，而不仅仅是依附于外科医生的，这一观念对麻醉医生来说将是一种动力，让他们用最大的努力促进麻醉学的完善和发展。

——奥蒙德·戈丹（Ormond Goldan），1901

麻醉医生

麻醉医生的形象似乎鲜为人知。一直以来，公众对麻醉医生的认识都很模糊，因此，英国皇家麻醉学院在2001年宣布开展全国麻醉医生日活动，旨在改善麻醉医生的公众形象，之后又连续举办了两届。

在麻醉学发展早期，大多数医生认为，为手术提供麻醉是一项微不足道的工作，可以放心地交给学生、年轻医生，偶尔甚至交给随便一个人来做。当这些新手麻醉医生由于缺乏经验或能力不足而导致患者死亡时（这种情况远比人们所知的多得多），通常被轻描淡写地说成是"患者发生了麻醉意外"。

一些坚守初心的先驱者认识到，通过仔细的训练和对技术的细致关注，再加上工作中对生理学机制的详细了解，可以大大提高麻醉的安全性。这些前辈致力于麻醉学的研究，为整个医疗界树立了几十年的榜样，并成为几十年来整个医学界效仿的对象。1933年，威斯康星大学成立了世界上第一个麻醉学系，第一任系主任是拉尔夫·沃特斯。经过近90年的时间，人们才认识到麻醉本身就是一门学术学科。麻醉是一个复杂的过程，为取得令人满意的结果，其中融合了许多技术性和非技术性要素（图5）。

在世界范围内，有多种麻醉护理模式，本书无法一一描述。然而，还是存在一些合理的分类方式。

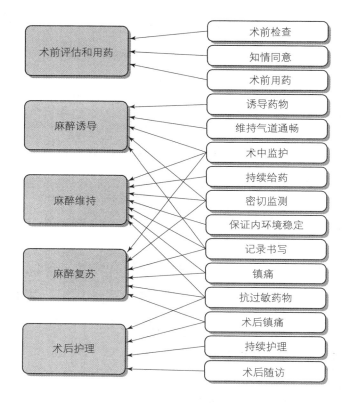

图 5　麻醉过程中的技术性和非技术性要素

在一些国家，麻醉医生由经过麻醉培训的医生担任。在这种模式下，从麻醉诱导、手术过程到术后复苏的全过程，每名麻醉医生一次只负责一名患者。英国、澳大利亚、南非、新西兰、日本、中国和俄罗斯等国家都是这种模式。

在其他国家，麻醉医生的角色也可由经过麻醉培训的护士担任，他们与麻醉医生一起工作。受过培训的麻醉护士的数量在不同国家差异很大。工作的自主权，从在医生的直接监督和指导下工作到完全独立执业，也是不尽相同。在美国的14个州，在没有任何医生监督的情况下，注册的麻醉护士（CRNAs）是能够独立执业的。而在其他州，麻醉护士须在医生的监督下工作。1938年，为了区分这些职业，人们用"麻醉医生"（anesthesiologist）一词来特指接受过麻醉培训的医生。

这种模式最好的示例就是相邻的两个或三个手术间同时进行麻醉。每个手术间都有一名麻醉护士看护患者，还有一名麻醉医生监督所有麻醉护士，并根据需要在不同手术间穿梭。然而，这种情况在不同国家之间也存在很大差异。

在荷兰、瑞典、挪威、丹麦、奥地利、瑞士、美国、法国、加纳、突尼斯、柬埔寨、印度尼西亚和牙买加等国，麻醉护士都是普遍存在的。

在一些缺乏专业医生和护士的国家里，各种各样的人都可能从事麻醉工作。例如，马拉维是世界上人均医生数量最少的国家之一，麻醉工作几乎完全由未经过专业培训的工作人员来完成。非洲撒哈拉以南的其他几个国家也存在类似情况。

麻醉医生通常有一名技术人员协助，其职责包括准备和检查麻醉设备、各类液体、药物和其他辅助治疗设备。这些技术人员的培训、承担的工作和职责因国家而异，其职责和麻醉护士可能有一大部分是重叠的。

全世界有很多培训麻醉医生的组织，其中一些组织还负责亚专业的培训，如疼痛、重症监护或产科麻醉。大部分组织会定期安排学术会议，研讨麻醉实践。同时也有致力于促进麻醉学发展的医学期刊，专门发表最新临床研究和实践的相关文章。随着麻醉技术的不断发展，麻醉医生也需要终身学习。

麻醉方法

一方面，不同的麻醉方法有着各种不同的操作程序。一般来说，麻醉是一项定制的服务，也就是说，应谨慎选择特定的麻醉方法，以尽可能满足患者和外科医生的要求。

另一方面，麻醉护理学包含的内容很多，大多是以不同的麻醉方法表现出来的。

术前评估

无论采用哪种麻醉方式，都必须在术前对患者进行评估。

患者与麻醉医生面对面的交谈会发挥很大作用。从麻醉医生的角度来看，麻醉医生通过一系列问题可以了解患者即时的健康状况、既往病史、用药史和药物过敏史，有助于麻醉医生充分掌握患者术前的身体状况，这个过程叫作病史采集。麻醉医生会询问患者以前的麻醉情况及是否出现过麻醉困难，通常还会询问直系亲属是否也遇到过相关情况。有极少数罕见的遗传性疾病会增加麻醉的风险，询问的目的就是提前发现这些有麻醉风险的患者。

和患者交谈后，麻醉医生会针对患者有问题的部位，如肺部进行体格检查。作为体格检查的一部分，麻醉医生通过检查患者的口腔、牙齿和颈部活动来评估气道。对全身麻醉患者来说，需要插入保持气道通畅的气管导管，而评估气道的目的就是判断插入气管导管时是否会存在困难。

病史采集和体格检查完成后，麻醉医生可能会对患者进行特殊检查，以进一步评估患者的健康状况。对于身体健康或仅接受小手术的患者，不需要进行特殊检查。而对于有严重疾病或接受大手术的患者，则需要进行大量的检查。血液检验可以显示贫血、可能存在的感染、血液生化异常，以及肾脏和肝脏等系统的功能情况。心电图（ECG）可以显示心脏的电活动，但不能显示心脏的结构和心功能。如果需要对心脏进行更详细的评估，则需要对心脏进行超声扫描，即超声心动图。肺功能可以通过测量患者最大吸气量和呼气量来评估。

尽管这些检查可以提供重要脏器功能的详细信息，但预测价值是有限的。检查结果完全正常固然令人欣慰，但并不一定能保证患者在整个围手术期平安无事。

评价身体生理储备功能最有效的方法之一是评估患者的运动耐量。运动耐量评估也是评价患者对手术应激反应的好方法。患者运动耐量越高，围手术期预后越好，但这不意味着需要患者能跑马拉松。对于大多数患者来说，只要他们能够完成轻体力运动，例如，打高尔夫球或提着沉重的购物袋上一段楼梯就足够了。

当麻醉医生对患者的运动耐量产生怀疑时，可陪着他们走走医院的楼梯，这样就能大概了解患者的运动耐量了。还可以让患者在跑步机上进行测试（心肺运动试验，CPX），但这很耗时间，因此仅适用于特别疑难的病例。

下一步是术前准备工作：在手术前尽可能改善患者的身体状况。对于身体健康的患者，术前几乎不需要做什么处置。而对于高血压、高血糖的患者则需要调整用药来进行术前优化。对所有吸烟者来说，术前戒烟是提高患者未来健康水平的重要一步。对于无法戒烟的患者来说，即使在手术前几天停止吸烟也会改善患者预后。减少大量饮酒，减掉多余的体重，并开始做一些运动（如每天散步或游泳），这些都是非常有益的。

极少数情况下，麻醉医生在术前会发现患者还有未被发现的疾病，需要经过专科医生治疗后才能进行手术。在一些手术中心，术前评估工作是由门诊医生在手术前几周内完成的。在这段时间里，门诊医生对患者进行检查，发现问题可以提前对患者进行治疗。在这种情况下，手术当天麻醉医生仍应在手术前访视患者。

术前和患者交谈的第二个目的是向患者讲解麻醉方案。对于某些手术，只有一种麻醉方案是合理的。而对于其他一些手术，麻醉医生可以和患者一起商讨不同的麻醉方案。这是麻醉医生消除患者术前手术恐惧的绝佳机会。

作为交谈的一部分，麻醉医生应该向患者告知手术风险（麻醉的风险将在第八章中详细讨论）。术前向患者介绍手术过程及其风险，患者知情并同意后方可实施麻醉。在一些医院，患者在麻醉前还要签署一份知情同意书。这种和患者进行关于手术过程和风险的术前交流与外科医生的术前交流完全不同。

术前和患者交谈的第三个目的是建立麻醉医生和患者之间良好的信任关系。患者和麻醉医生之间要相互信任。一名专业的、富有同情心的麻醉医生，一种令人放心的交流方式，都可以大大减轻患者对麻醉的恐惧感。

术前用药

术前用药是指在麻醉诱导前给患者使用某些药物，使麻醉过程对患者来说更安全、更舒适。术前用药有三个主要适应证：减少分泌物，减轻焦虑，减少胃内容物。

给患者做吸入麻醉时，乙醚和氯仿会刺激患者分泌大量的眼泪、唾液和支气管分泌物，引起患者咳嗽甚至呕吐。减少分泌物的药物被称为止涎药。阿托品（颠茄类药物）或其类似物格隆溴铵都可以减少患者的分泌物。尽管麻醉医生还会进行吸入诱导，但常态下已经不再给患者使用止涎药了。

术前用药，也常被称作抗焦虑药，最主要的适应证就是减轻患者的术前焦虑。一名平静、放松的患者不仅对麻醉有良好的耐受性，也可使麻醉操作更容易、更安全。苯二氮䓬类药物，如地西泮和替马西泮，口服给药效果良好，主要发挥两种药效：第一，苯二氮䓬类药物具有镇静作用，可以减轻患者的术前焦虑；第二，它们可能会干扰记忆的产生，这意味着会减少患者关于手术过程的记忆。

术前给患者使用抗焦虑药不是强制性的，很多患者不需要也不想使用。所以在使用抗焦虑药前应当征得患者的同意。

术前用药的第三个适应证是减少胃内容物。麻醉诱导时饱胃的患者会发生呕吐，或在麻醉下的某一时刻发生胃内容物反流。胃内容物具有强酸性，含有细菌和食物残渣，如果进入肺部（误吸），可能会引发严重的炎症反应，这种炎症反应可以致命。

> 使用氯仿麻醉时，胃内不应有固体食物，但是术前2小时喝一杯茶或牛肉汤对患者是有益的。
>
> ——约瑟夫·李斯特（Joseph Lister）

降低这一风险主要有两种方法。第一种方法是通过禁食减小胃的容量，但过长的禁食时间令人难受，对手术也是无益的。一般来说，最佳的禁食时间是固体食物6小时，清亮液体4小时，清水2小时。然而，不同的医院可能会有不同的指导意见。

实践中很少使用促进胃排空的药物（促胃动力药）来减

少误吸，主要原因是无法确定其有效性。

降低误吸风险的第二种方法是降低胃液的酸性。术前几小时使用抗酸药，如雷尼替丁、奥美拉唑可有效降低胃液的酸性。这些药物可以抑制胃酸的分泌，但胃内已经存在的胃酸则需要时间自然排出。

在紧急情况下，确定是饱胃的患者需要急诊手术时，可以使用碱性药物中和胃酸。最常使用的碱性药物是口感不佳的柠檬酸钠。

麻醉诱导

麻醉诱导特指患者从清醒进入全身麻醉状态（盖代尔麻醉分期第三期）的过程。主要有两种方法：静脉诱导和吸入诱导。

最快、最安全的方法是使用静脉诱导药，如丙泊酚、硫喷妥钠或依托咪酯来进行麻醉诱导。缓慢注射静脉诱导药的同时，需要麻醉医生密切观察患者并监测麻醉药产生的效应。

然而，静脉诱导需要建立静脉通路。有些患者，特别是儿童和对针头心存恐惧的成人通常会拒绝静脉诱导，这些患者使用吸入诱导更为适合。其他适合吸入诱导的患者还包括无法建立静脉通路（如化疗后静脉条件差）的患者、困难气道或希望尽可能长时间保留自主呼吸的患者。

麻醉医生通常使用七氟烷进行吸入诱导。七氟烷和乙醚属于同一个"家族"，但和乙醚相比具有明显的优越性，患者更容易耐受。然而，使用七氟醚进行吸入诱导大约需要3分钟，这比任何一种静脉诱导都要慢。在某些影视剧中，一个恶棍拿着沾有氯仿的手帕捂在少女脸上。尽管少女不停挣扎，但大约十几秒后少女便停止挣扎并陷入昏迷，这种场景完全是虚构的。七氟烷虽然不是起效最快的挥发性麻醉药，但它比氯仿要快得多。

麻醉维持

麻醉维持是指让患者一直处在全身麻醉状态的过程。同样也有多种方法，其中最主要的两种方法是使用吸入麻醉药和静脉药进行麻醉维持。麻醉诱导时所用的麻醉药很快便会在体内消退，这意味着麻醉诱导后需要立即进行麻醉维持。

虽然在麻醉诱导期使用吸入麻醉药相对麻烦，但在麻醉维持期使用则相对容易，这也是其被广泛使用的原因。当患者被麻醉后，吸入麻醉药的大部分缺点也就不存在了。例如，一名处于麻醉状态的患者不会感觉到吸入麻醉药的刺激性。此外，使用吸入麻醉药进行麻醉维持还有以下几个优点：第一，药效的可预测性强；第二，方便精确给药；第三，可以简单、准确地测量患者吸入或呼出端麻醉气体的浓度；第四，当吸入麻醉药在体内达到稳态时，患者呼气中的麻醉药浓度可以反映大脑中麻醉药的浓度。这为麻醉医生提供了一种可靠的方法，确保患者处在麻醉深度足够深的状态中。

总体来说，现代吸入麻醉药的副作用很少，且大多数麻醉药不能在患者体内代谢。一些吸入麻醉药（如异氟烷）生产成本较低，因此使用起来非常经济。吸入麻醉不需要复杂的设备，在资源有限的情况下，吸入麻醉也可以使用非常简单的设备安全进行。

第二种麻醉维持的方法是使用静脉药物，即全凭静脉麻醉（TIVA）。目前，实现全凭静脉麻醉唯一适合的药是丙泊酚（通常和超短效阿片类药物瑞芬太尼一起使用）。丙泊酚用于麻醉维持时，必须非常小心地控制其血药浓度。遗憾的是，由于无法直接监测丙泊酚在血液中的浓度，因此必须通过计算来得出。

计算丙泊酚的血药浓度需要确定一些变量，如患者的年龄、身高、体重、性别等。而且，必须知道丙泊酚在血液中的代谢率（借助药物代谢动力学）。最后，必须知道已经输注的丙泊酚的总药量。目前开发出几种考虑到所有这些变量的算法，并已将这些算法编入由计算机控制的输注泵。麻醉医生根据患者的详细信息对输注泵进行设定，并为患者选择合适的目标血药浓度（有些算法可以选择大脑中的药物浓度）。之后输注泵以保持目标丙泊酚浓度不变的方式进行输注。为了保持恒定的血药浓度，需要在麻醉诱导时快速输注丙泊酚，然后随着时间的推移逐步降低输注速度。

全凭静脉麻醉有以下几个优点：第一，丙泊酚在体内清除的速度比挥发性麻醉药快，这在长时间的手术中十分有用，因为相对于挥发性麻醉药，患者在全凭静脉麻醉后，意识恢复得更快；第二，给患者输注亚麻醉剂量丙泊酚时，全凭静脉麻醉可以提供可靠的镇静；第三，丙泊酚也是一种有效的止吐药，降低了术后恶心呕吐的风险。

　　然而，全凭静脉麻醉也有几个缺点。输注泵不能直接测量丙泊酚的血药浓度，只能间接计算，而且很多因素会影响计算结果。首先，麻醉医生可能因疏忽而输入错误的变量数据。其次，输注泵计算出来的丙泊酚血药浓度是假定所有药物均注射到患者血液中的，如果连接管发生渗漏或断开连接，导致丙泊酚漏到地板上，而麻醉医生也没有注意到，则此时丙泊酚的血药浓度可能会远低于输注泵计算的浓度，那么患者会有术中苏醒的风险，这一点尤为重要。最后，相对于吸入麻醉维持，全凭静脉麻醉更为昂贵。

　　除了静脉麻醉药和吸入麻醉药，其他种类的药物也是麻醉维持的重要组成部分。这些药物包括镇痛药、肌肉松弛药、抗生素、静脉输注和提高患者心率或血压的药物。手术期间，麻醉医生始终不能离开患者，应持续监测患者的生命体征，尽可能确保患者的所有生理参数（心率、血压、血氧、温度、尿量、体位等）在正常范围。

　　全身麻醉有点儿像烹饪。每名麻醉医生对特定的手术，如腹腔镜胆囊切除术或全膝关节置换术都有自己的麻醉方法或麻醉秘诀。麻醉医生会根据患者和外科医生的要求不断调整自己的麻醉方法，也会根据自己接受的训练和不断积累的经验，总结形成一套自己独特的麻醉方法，并且每名医生的麻醉方法都会略有不同。对于不同的厨师来说，最佳的奶酪蛋糕配方各不相同，但每一种奶酪蛋糕都很好吃。所以不同的麻醉医生可能会用不同的麻醉方式麻醉同一名患者，但都会得到令人满意的效果。

麻醉复苏

有一种误解，即给予全身麻醉下的患者全身麻醉拮抗药，患者就会从全身麻醉中苏醒过来。事实上，全身麻醉拮抗药并不存在。以全凭静脉麻醉为例，麻醉医生停止输注全身麻醉维持药，患者通过自身代谢清除体内的麻醉药后就会恢复意识。

全身麻醉后的苏醒可能是一个缓慢的过程，没有明确的终点。患者会按照与盖代尔麻醉分期相反的顺序从全身麻醉中苏醒过来。其中最重要的关键点是患者能够保持气道通畅并在没有辅助的情况下自主呼吸。因此，患者必须能够自主睁眼或根据指令进行活动。此时便可以拔除气道导管，由护士继续看护。

护士继续监测患者的生命体征，直到患者处于清醒、舒适和稳定的生理状态。此时可以将患者送回病房，并根据需要给患者吸氧、输液和镇痛。

麻醉复苏后

患者经历长时间或高难度的手术后，在接下来的几个小时甚至几天的时间里，需要麻醉医生继续间歇性地对患者进行治疗，主要涉及持续的术后镇痛。一些医院有专门的疼痛诊疗小组，其职责就是处理术后的疼痛问题。

麻醉医生有责任确保患者接受良好的术后镇痛。在多数情况下，患者可以口服镇痛药缓解疼痛。如果患者不能口服，则可以通过静脉甚至经皮给药（药物贴在皮肤上，经皮肤吸收进入血液）缓解疼痛。其他术后镇痛的形式包括局部和区域麻醉技术，如神经阻滞和硬膜外镇痛。

术后镇痛最受欢迎的方法是患者自控镇痛（PCA）。麻醉医生将一个装有镇痛药（如吗啡或芬太尼）的电子镇痛泵连接到患者静脉通路上，患者通过泵上的按钮自行控制给药。按下按钮，镇痛泵会立即输注小剂量的镇痛药；之后的一段时间里（锁定时间）镇痛泵会停止输注，其间即使按下按钮，镇痛泵也不会给药。通常情况下，镇痛泵被设定为：除非按下按钮，否则不会给药，但也可以较低的背景输注速率输注。在这样的镇痛模式下，患者可以自己选择需要多少镇痛药，而且不容易超量。患者也可以在镇痛和自行承受之间自行选择平衡点。患者自控镇痛的效果很好，深受患者的喜爱，甚至可以在儿童患者身上使用。

第四章

多种多样的
麻醉工具和设备

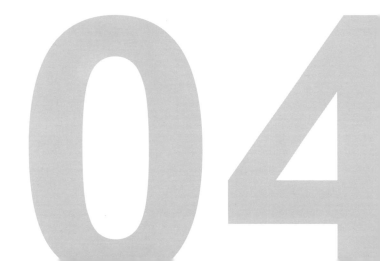

　　手术室必须始终保持能在紧急情况下快速做好使用准备的状态……针穿好线，绷带剪成固定长度，碗里有各种尺寸的海绵，等等。在需要使用的时候只需点起火，准备好热水、冷水和冰，摆出可能需要的仪器……

——亨利·伯德特（Henry Burdett）

　　麻醉医生在处置患者的时候会用到多种多样的设备，其中大多数是麻醉专用的。这些医疗设备的核心是维持气道的器具。

气道

　　全身麻醉通气时气道的最优位置有时被诗意地描述为"呼吸清晨的空气"：一个颈部略微向前弯曲，头向后伸的位置。用一个大家更熟悉的比喻来描述这个体位：一口饮下一大杯啤酒时的姿势。患者处于这个体位时，鼻、咽、声门、气管会尽可能保持在同一条直线上，使气流出入没有障碍。当患者神志清醒时，这个体位比较容易保持。

对于昏迷的患者来说，由于肌张力丧失及舌后坠，可能会出现气道梗阻。人们一般通俗（但不正确）地称之为"吞舌头"。可以缓解这种情况的简便措施：向前移动下颌（推下颌）以便将舌头从喉底拉起，使气道恢复通畅。（但是这个"恢复体位"，即将头置于能使舌头前倒的位置，对于大多数类型的手术来说却是很别扭的。）

最简便的开放气道的装置是面罩。麻醉用面罩是按照口鼻的生理解剖结构设计的。常规的面罩是一个刚性体外周包裹一个充气垫，压在皮肤上保证空气密封，并有各种尺寸可供选择。过去的面罩材质是黑色橡胶，现在改由透明塑料制作，麻醉医生可以透过面罩观察患者，以便及时发现任何可能出现的呕吐物或分泌物。而空气密封可以防止手术团队暴露于麻醉药中。

大多数麻醉医生可以用一只手舒适地握住面罩，保持患者气道通畅，但是在遇到没有牙齿、肥胖或蓄胡子的患者时可能会有些困难。在短小手术中，如果患者可以保持自主呼吸，持续使用面罩是合理的，而且若情况需要，可以延长使用时间。但如果患者没有自主呼吸，麻醉医生可以利用面罩为患者进行手动通气。

推下颌的动作会使操作者很快感到疲劳，不过还有很多其他辅助技术。最古老、最著名的就是口咽通气道，它是由亚瑟·盖代尔在1933年发明的，至今产品上还刻有他的名字。口咽通气道是一条刚性的短管，其外形按照人体解剖结构设计为波浪状，可以放入口中，将软组织（上腭、扁桃体和悬雍垂）托离气道，并把它们推至咽后壁（咽喉腔）。如果将口咽通气道放在口中合适的位置，就无须再推下颌，麻醉医生可以用一条弹力带固定面罩，这样就可以解放麻醉医生的双手。

然而，虽然使用这些技术可以避免气道梗阻的发生，但分泌物和呕吐物带来的气道风险仍然存在。麻醉状态下的患者可能不会呕吐，但如果患者是饱胃状态，其分泌的胃酸仍然可以因胃内的压力被动地顺食管向上反流。

为了避免误吸的发生，最佳的方法就是气管插管：将一根前端带可充气套囊的气管导管经声门插入气管。然后将套囊充气，它就会和气管壁之间形成密封。这为人工通气创造出一个非常有效的封闭环境，同时可以避免任何液体进入肺部腐蚀肺组织。这种类型的导管被称为气管内导管。使用口咽通气道维持气道，利用气管内导管保护气道，这在气道管理中仍然被认为是黄金标准。

有两名麻醉医生被认为是推广气管内导管的先驱者。在英国，伊凡·怀特塞德·马吉尔爵士（Sir Ivan Whiteside Magill）使用矿化橡胶制成的弧形无套囊气管内导管进行了经鼻盲探气管插管。这类导管在英国被称作马吉尔管。而在美国，亚瑟·盖代尔戏剧性地证实了带套囊的气管内导管的安全性。在一场讲座的开始，他麻醉了自己的狗，并进行气管插管，然后将狗浸入一个玻璃水箱。在讲座结束时，他将狗从水中捞出，进行麻醉复苏，证明了它没有受到任何不良影响。之后这就成为世界闻名的"落水狗"演示。（图6）（这只狗在享受它漫长的退休生活之前在这一表演中多次"大难不死"。）

气管内导管如今通常使用聚氯乙烯材料，而且有各种不同型号以匹配不同患者。有些导管内部被加强以对抗扭折；有些导管使用金属材料，被制作成能够抵抗激光的类型；还有一些内部分成两条通道，有两个套囊，可以根据需要对左右两侧肺叶单独通气。一些特别大号的气管内导管可以用于兽医麻醉。

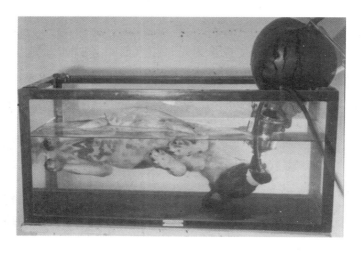

图 6 盖代尔著名的"落水狗"演示

当马吉尔行经鼻盲探插管时（有些气管内导管的设计专门用于经鼻插管），标准操作是经口直视咽喉，然后在直视下将导管插入喉部。发明喉镜的先驱者是新西兰的罗伯特·雷诺兹·麦金托什爵士（Sir Robert Reynolds

Macintosh），他在1937年成为英国第一名麻醉学教授。麦金托什设计了一个上翘的弧形金属镜片，用来抬起舌头和软组织，使麻醉医生能够直视喉部，将气管内导管直接插入。尽管现在的喉镜样式和插管技术多种多样，麦金托什设计的镜片仍是最常用的。

喉镜操作和插管的刺激性都很强。为使患者能耐受操作，患者必须处于深麻醉下，而且很多时候要使用肌肉松弛药。这使得该项技术不是很适合短小手术。

最后一个现今常用的气道设备是近期的发明，其设计规避了前面提到的问题。经过多年对原型样品的实验，英国麻醉医生阿尔奇·布雷恩（Archie Brain）在1988年推出了他的第一款商用喉罩（LMA）。喉罩像面罩覆盖在脸上一样覆盖在喉部（喉头），由此得名。它有一个大而柔软的套囊，当充气时，套囊可以紧紧地扣住喉部，为通气提供良好的密封条件。由于喉罩不会直接刺激喉部，因此可以在浅麻醉下置入，同时它的密封效果优于面罩。此外，对于插管困难的患者，喉罩也较容易插入，但它并不能保护气道。喉罩现在有很多变形体，包括插管型喉罩，它中间有一条可以容纳气管插管的管道；还有ProSeal喉罩，它设计了一条额外的导管，可以引流胃液，防止反流误吸。喉罩已成为广受欢迎的维持气道的方法。在英国，超过半数的全身麻醉都使用了此设备进行气道管理。麻醉时维持气道开放的方法如图7所示。

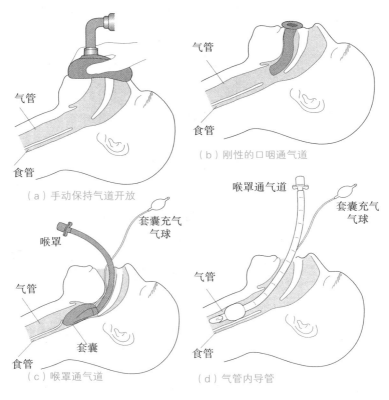

（a）手动保持气道开放

（b）刚性的口咽通气道

（c）喉罩通气道

（d）气管内导管

图 7　麻醉时维持气道开放的方法

在发达国家，大多数气道设备都被设计为一次性使用，用后丢弃的，以将交叉感染的风险降到最低。其中包括面罩、气管内导管、喉罩及口咽通气道。一次性的喉镜窥视片也已经开始在临床使用。

> （布雷恩）为我们提供了这些（喉罩），然后我们将它们推荐给同事，并简单交代"把这个往下伸到你能伸到最深的地方，对套囊充气，然后看看效果如何"。最后我们惊讶地发现，在98%的病例中，绝对没有出现任何问题。
>
> ——约翰·努恩（John Nunn）

麻醉机

在麻醉实施初期，麻醉医生需要的全部物品就是一瓶液体麻醉药和一块厚棉布手帕，他们可以把这些都装进一个医用皮革口袋。然而，随着设备和技术的不断进步，麻醉医生的设备变得更大、更复杂、更笨重。麻醉医生将各种设备都挂在脖子上，让一切尽在掌握。而这些可携带的麻醉设备在

20世纪早期终于消失，因为压缩气钢瓶在那时出现了，它实在太重了，完全无法随身携带。

于是，人们发明了麻醉机以满足这一特殊要求。现在有多种不同类型的麻醉机在世界各地被使用，但它们有一些共同的功能。

第一，这些机器都必须有医用气体的供应。三种医用气体在麻醉中较为常用：氧气、医用空气（净化的、干燥的空气）和氧化亚氮。这些气体有两个来源：一是安装在机器后面的气体钢瓶，二是来自医院大楼的中央压缩气体系统（多数麻醉机连接于此）。机器通过高压软管连接在房间的墙壁上。在现在的大多数医院，气体钢瓶仅作储备用，以预防中央压缩气体供应失效。在麻醉机里有一系列调节阀，会将气体压力逐级降到安全水平。

麻醉机上有一排流量计，麻醉医生可以选择其中任意一种气体或几种气体的混合气，并设定好需要的流量。其中，氧气流量计的控制旋钮的大小和纹理都与其他几个旋钮不同，这样即使在完全黑暗的环境中也可以被准确找到。在过去，使用一些旧型号的麻醉机还可能误将纯氧化亚氮输送给患者，导致患者缺氧死亡。而所有的现代麻醉机都有一个氧气和氧化亚氮之间的安全联动锁，避免了这种情况的发生。

第二，麻醉机必须有提供挥发性麻醉药的功能。在机器管路内部，蒸发器按麻醉医生选择的浓度将吸入麻醉药蒸气加入混合气，这样的气体也被称为新鲜气体。许多麻醉机里至少有两个蒸发器。

蒸发器包括一个装药液的贮液器，经过流量计的混合气从这个贮液器中通过。每个蒸发器都能针对一种特定的吸入麻醉药进行校准，目前蒸发器可校准四种常用药物（氟烷、异氟烷、七氟烷和地氟烷）。所需的吸入麻醉药蒸气浓度可以通过蒸发器上面的刻度盘来选择。蒸发器的内部设计为可以在较宽的气流量范围内产生所需的准确的吸入麻醉药浓度。

蒸发器的这些功能特点消除了吸入麻醉药蒸气在临床上存在的一些弊端。恒定流量的新鲜气体和恒定浓度的药物蒸气意味着麻醉医生可以准确知晓患者吸入的气体成分。而如果采用依赖患者的呼吸运动输送药物蒸气的系统，麻醉效果就是可变且无法预测的了。

第三，麻醉机还必须有一套呼吸回路附件，通常是一套轻量化的软管系统，用来向患者输送新鲜气体。这套呼吸附件可安装于呼吸机上，负责肺部的机械通气。呼吸附件的患者端连接的可能是面罩、喉罩或气管内导管。

最简单的呼吸附件包括两条管路：一根吸气管路负责输送新鲜气体，另一根呼气管路则负责输送患者的呼出气。正常成人一次呼吸的潮气量约为500毫升；吸气管路上附有一个大储气囊以保证患者可以一直呼吸到新鲜气体，即使他们吸气的速度比新鲜气体的流速快。这些设计不同的简易呼吸附件在1954年由威廉·麦普尔森（William Mapleson）整理为四类，并应用物理原理计算出每一种附件的性能。它们的优点是设计简单，但缺点是需要高流量的新鲜气体以防止气体被重复吸入（患者可能再次吸入呼出气），这使得通气的效率很低。一名典型的成年男性在休息时，平静呼吸每分钟吸入约7升空气（但每分钟仅消耗250毫升氧气）。效率最高的麦氏附件需要保持略低于每分钟7升的新鲜气体流量以防止气体的重复吸入。此外，所有的麦氏附件在自主呼吸和机械通气时的表现都是完全不同的。

呼出气与新鲜气体有很多重要的不同之处：第一，呼出气中氧气和麻醉气体的含量更少；第二，呼出气含有约5%的二氧化碳；第三，呼出气是温暖而又湿润的。在20世纪20年代早期，拉尔夫·沃特斯研发了一个呼出气回收系统，并使其重新变得适合吸入。他使用的是碱石灰颗粒，主要成分是氢氧化钙。氢氧化钙和呼出气中的二氧化碳反应生成碳酸钙，这个反应吸收二氧化碳的同时还释放了热量和水汽。然后再添加一些氧气和麻醉气体就能使呼出气成分与新鲜气体成分基本相符。

循环利用呼出气，并让它重新变得适合吸入这个难题不仅困扰了麻醉医生。另外两个群体在执行长期任务时也面临相同的困难，那就是航天员和潜艇兵。解决方案之一是利用氢氧化钙（或氢氧化锂）将舱内空气中的二氧化碳"清除"，然后可能会向舱内再释放一些氧气。

循环系统是包含一套碱石灰吸收器的呼吸附件。循环利用呼出气可以实现极高的效率，新鲜气体流量接近患者的最低氧气需求量（每分钟250毫升）即可。该循环系统最大的优点是经济。此外，这套系统适用的患者范围非常广泛，包括婴儿和身材魁梧的成年人，而且它用于自主呼吸和机械通气时可以达到相似的效果。因此，虽然它的设计更为复杂，但这种循环系统如今还是被广泛地应用在临床中，很多麻醉机上都集成了这一系统。

现在的麻醉机可以持续地平衡氧气、二氧化碳和麻醉气体浓度，这大大提高了麻醉的安全性。气体浓度实时测量技术的发展证实了威廉·麦普尔森在1954年提出的计算方法。如图8所示，一名麻醉医生坐在现代麻醉机旁。他旁边的监护仪屏幕上可以显示患者生命体征和呼吸机状态的指标，中央左侧的细圆柱状物体是蒸发器。在蒸发器下面可以看到呼吸回路的软管。

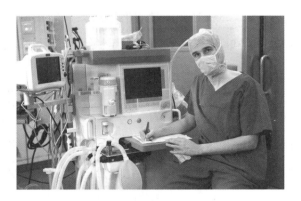

图 8　现代麻醉机

正压通气

任何一台麻醉机都需要具备可用人工方法将患者的肺叶膨胀起来的手段。患者在深麻醉下，或在被给予阿片类药物、肌肉松弛药的情况下，自主呼吸会停止。然而，这时机械通气并不是必需的：麻醉医生可以手动挤压储气囊来膨胀患者的肺部。但这需要麻醉医生持续不断地关注患者，因为患者呼吸的频率和潮气量可能会存在很大变量。

机械通气基于间歇正压通气（IPPV）原理，气体是由机器"吹"进患者肺中的。从简陋地使用炉边风箱膨胀解剖动物的肺脏开始，经历了混乱的历史演化和在复苏溺水者方面的应用，IPPV如今已成为一项高度完善的技术。

膨胀患者的肺叶是一个柔和的过程。健康的肺组织是脆弱的，过度膨胀时很容易受损（气压伤）。同时，健康的肺组织很轻，呈海绵状，很容易膨胀；而病变的肺组织可能是沉重的、有积水的，很难膨胀，或许有肺萎陷存在，血流可以通过这部分病变组织但却不进行任何气体交换（此为无效分流）。此时简单地增加通气压力并不是解决方法，这样可能导致相邻区域的健康肺组织过度膨胀。

　　因此，呼吸机必须能够严密控制患者呼吸的容量和压力。目前，麻醉医生可以对机械通气的各个方面进行调整：容量、压力、频率、吸气与呼气时间比都只是最基本的要素。最常用的提高通气效能的方式是在呼气期间施加一点压力，这样有助于防止肺叶的某一部分完全萎陷，即呼气末正压通气（PEEP）。一些呼吸机可以被设定为只有当感知到患者试图呼吸时才提供一次呼吸。呼吸机上有很多种通气模式，适用于多种不同情况的患者。机械通气可以持续很长时间，比如重症监护患者如果有需要，可以进行连续多天的机械通气。

监护

　　麻醉机的第四个共同点是，麻醉机必须配有一台监护仪显示术中患者的生命体征。许多国家明确规定必须为手术患者提供最低程度的监护。这些监护通常包括心电图（对心跳速率和节律的测量）、脉搏血氧饱和度监测（对血红蛋白氧饱和度的测量）及血压监测（使用袖带对上臂血压的测量）。此外，现在很多监护仪能够实时、详细地测量患者的心血管系统、呼吸系统、神经系统的参数，以及体温、呼吸回路内气体成分，等等。

麻醉机的第五个共同点是，麻醉机还有一些其他的功能。大多数麻醉机都有一种从手术室中清除呼出废气的功能及一个可以清理气道分泌物的吸引器。多数机器都安装在有轮子的底盘上以方便移动，有可以放置其他用具的工作台和储物抽屉。现代麻醉机有一系列的安全设计：可以防止压力的激增对患者或机器部件造成损伤，防止触电风险，防止误接钢瓶和气体，等等。麻醉机如今有一个日益普遍的共性就是电脑化程度越来越高，因此对它们准确的称呼应该是"麻醉工作站"。麻醉工作站可以同时测量和显示压力、流量、混合气体及生理参数等，并生成电子记录，也可以传输到医院的中央数据系统中。

第五章

麻醉药与麻醉液

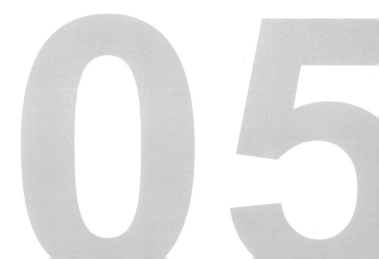

所有的麻醉药也可以看作"毒药"。我们在麻醉患者的同时也是在给他们"下毒"，但我们并不是要谋杀他们——所以应该尽可能少量给药。

——《医学生麻醉》

挥发性麻醉药

虽然乙醚和氯仿早已被其他药物取代，但对于二者化学结构的认知却是研究后续替代品的关键。

氯仿的化学名称为三氯甲烷（$CHCl_3$），对氯仿化学结构的认知促使研究者探索与其结构类似的替代品。研究者首先尝试的是四氯甲烷（CCl_4）和二氯甲烷（CH_2Cl_2），但它们的效价强度不够；按照逻辑推理，研究者下一步添加了一个碳原子，氯乙烷（乙基氯，C_2H_5Cl），它在20世纪20年代短暂流行过，其分子结构与酒精极其相似，但非常易燃。三氯乙烯（C_2HCl_3）也在同一时期引入实践，其分子结构包含通过双键结合的两个碳原子，但三氯乙烯的化学性质不稳定，容易分解并转化为多种有毒副产物。

20世纪30年代，由于氯和氟可以用于制冷剂，含有氯原子和氟原子的小分子化学得到了迅速发展，这些产物现在被称为氯氟烃、氯氟化碳。英国帝国化学工业公司的查尔斯·萨克灵在研究氯氟烃方面有着丰富的经验，他试图根据氯氟烃的化学结构找到一种麻醉药。1951年，他发现了氟烷（$CF_3CHClBr$）。氟烷是一种强效的挥发性液体麻醉药，具有可吸入性和非爆炸性，它主导了临床麻醉20年，目前仍然是在世界范围内广泛应用的麻醉药。

麻醉使用的醚是乙醚（也可以称为乙氧基乙烷，$C_2H_5OC_2H_5$）。人们还试图调整乙醚的结构以寻求改进，早期的尝试包括1933年发现的二乙烯基醚（$CH_2{=}CH{-}O{-}CH{=}CH_2$），它和乙醚一样具有爆炸性。与氟烷一样，在分子结构中加入氟可以提高分子的化学稳定性，使分子不易燃。目前所有其他的挥发性麻醉药均为氟化醚类。异氟烷和地氟烷是甲基乙基醚（基于C—O—C—C骨架），七氟烷是甲基异丙醚（基于C—O—C₃骨架）。如图9所示，氯仿经过一定化学反应生成三氯乙烯，最终生成氟烷；乙醚经过一定化学反应最终生成异氟烷（以及七氟烷和地氟烷）。然而，尽管来源不同，氟烷和异氟烷在结构上有明显的相似性（阴影区域）。为了简便易懂，图9中省略了许多其他的化学反应要素。

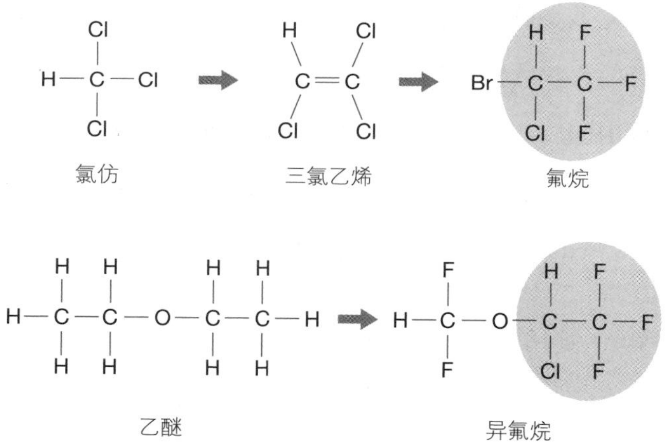

图 9　简化的挥发性麻醉药演变

目前，几乎所有的挥发性麻醉药都是无色液体，可以蒸发成气体，被吸入时产生全身麻醉效用。这类麻醉药化学性质稳定，不易燃，也不能分解或代谢成有毒产物。它们之间的区别在于各自的特定属性，如效价强度、起效速度和气味等的不同。

　　吸入麻醉药的效价强度用最低肺泡有效浓度（MAC）表示，其含义为吸入麻醉药在一个大气压下与纯氧同时吸入时，能使50%的患者在切皮时不发生摇头、四肢运动等反应的肺泡内吸入麻醉药浓度。MAC的概念是泰德·艾格尔（Ted Eger）、贾尔斯·默克尔（Giles Merkel）等人在1963年提出的，是一种非常有效的比较不同麻醉药效价强度的方法。异氟烷的MAC为1.2，这意味着在平衡状态（稳态）下，患者肺泡内的异氟烷浓度为1.2%时，50%的患者在切皮时不会体动。七氟烷的效价强度较小，其MAC为2.0；地氟烷的效价强度更小，其MAC为6.0。在平衡状态下，人们认为肺泡内的浓度约等于血液中的浓度，而血液中的浓度又相当于脑内的浓度。因此，测定患者呼出气体中挥发性麻醉药的浓度，可以很好地反映脑内麻醉药的浓度。

　　值得注意的是，无论使用何种麻醉药，在MAC达到1.0时，患者的反应都是相似的。而且MAC也是可以相加的，异氟烷和七氟烷的MAC均为0.5时，可以认为患者的总MAC为1.0。

当MAC为1.0时，麻醉药足以使50%的患者对疼痛刺激不产生体动反应，那么给予更多麻醉药（如MAC为1.2～1.3）可以使远高于50%的患者在手术时不产生体动，换句话说，麻醉药的肺泡有效浓度与麻醉深度有关。

一个多世纪以来，人们已经知道，挥发性麻醉药的效价强度与其脂溶性高度相关；也就是说，药物在脂类（如橄榄油）中的溶解度越高，效价强度越大，这被称为迈耶-奥弗顿（Meyer-Overton）法则，最早出现于1900年。

挥发性麻醉药的另一个特性是起效速度与水溶性成反比。药物越不易溶于水中，起效就越快。地氟烷水溶性最低，起效最快，然后是氧化亚氮、七氟烷和异氟烷。

还有一个值得注意的特性是刺激性气味。异氟烷和地氟烷的气味都很刺鼻，大多数情况下不适合用于吸入诱导；相反，七氟烷的刺激性要小得多，而且有水果味，比较适合用于吸入诱导。

麻醉气体

在这里需要进一步介绍氧化亚氮。氧化亚氮是一种可在气缸中被压缩成液体的气体，尽管化学结构与前面提到的药物有很大不同，但一些相同的特性还是可以放在一起比较的。首先，氧化亚氮的效价强度很小，异氟烷的MAC为1.2，而氧化亚氮的MAC却高达104.0，这意味着它无法可靠地单独被用于全身麻醉（虽然这一点可以在高压舱中实现）。但是，MAC是可以相加的，可以用MAC为0.5的氧化亚氮加上MAC同为0.5的异氟烷，那么气体混合物将包含约52%的氧化亚氮和约0.6%的异氟烷，其余成分为氧气。

氧化亚氮的水溶性很低，所以起效和失效都非常迅速。吸入过程也很舒适，几乎没有气味，这使得大多数患者都能耐受。

氧化亚氮虽然是一种弱麻醉药，但其镇痛效果非常强。吸入50：50的氧化亚氮与氧气混合物可以有效地缓解疼痛，但并不足以完成全身麻醉。这种混合物被（不准确地）称为"麻醉混合气体"，可以用于分娩镇痛。氧化亚氮的效应既复杂又不完全确定。一些过时的药物，如三氯乙烯和氯仿也有很好的镇痛作用，但氟化醚类药物的镇痛效果很有限。

稀有气体氙（Xe）具有理想吸入麻醉药的一些特性。它无味，起效极快，MAC为70.0，配合足够的氧气时可以单独用于全身麻醉，且不会造成环境污染。不幸的是，它也有一些缺点：第一，作为一种仅存在于大气中的稀有气体，它的生产成本极高；第二，它在普通麻醉管路中很容易发生渗漏，而且标准气体分析仪不支持显示该气体的数据，需要专门的设备支持。因此，它目前并没有得到广泛应用。

用于医疗的氧气是分馏液态大气生产出来的。在常温下，氧气无法液化，因此以压缩气体的形式储存在钢瓶中。在非常低的温度下，氧气可以被液化并储存在真空、绝热的蒸发器（VIE）中，蒸发器看起来像一个高大的白色圆柱体，可以在医院和其他设施附近看到。当液氧蒸发时，周围的热量会被吸收，这也有助于保持内部的低温。

医用空气是经过高度过滤，去除一些杂质（如烟灰、花粉和油滴），脱去水分，并压缩到气缸中的空气。除了用于麻醉外，在7个标准大气压下压缩的医用空气可用于为骨钻等手术工具提供动力，而不需要电力。

麻醉师可以选择氧气-空气混合物或氧气-氧化亚氮混合物，很少使用纯氧作为患者在麻醉期间呼吸的新鲜气体，因为长时间吸入纯氧可能会对肺部有害。

静脉诱导药

诱导药的定义是在一个臂-脑循环内完成全身麻醉诱导的药物。常见的诱导药只有三四种。

硫喷妥钠是一种超短效巴比妥类药物，在1934年首次应用于临床。它可以实现快速、平稳的全身麻醉诱导，但由于其在重复剂量下药物蓄积明显，从体内代谢清除缓慢，因此不适合用于麻醉维持，必须使用其他药物来代替，如挥发性麻醉药。它还会引起剂量依赖性的血压降低和心率减慢。

依托咪酯是一种咪唑衍生物，于1973年推出。像硫喷妥钠一样，其起效迅速而平稳，而且依托咪酯对循环的抑制作用轻微，适用于循环不稳定的患者。然而，它也有自身的缺点，包括在诱导时患者会出现肌阵挛和其他兴奋现象，以及对肾上腺皮质功能具有抑制作用，这也是依托咪酯作为镇静药在重症监护病房应用时曾导致一系列致命性事件发生的原因。虽然已经证实单次诱导剂量不会对患者产生持久性伤害，但它仍不适合用于麻醉维持。依托咪酯还可能导致术后恶心呕吐，并且可能刺激静脉，产生注射痛。

丙泊酚于1985年问世，它可能是发达国家应用最广泛的诱导药之一。丙泊酚为烷基酚的衍生物，几乎不溶于水，而溶于大豆油，被卵磷脂乳化可成为乳白色的、稳定的水包油型乳浊液。

丙泊酚用于全身麻醉诱导时，起效快、诱导平稳、苏醒迅速；而且有轻微的止吐作用，可减少术后恶心和呕吐的发生。丙泊酚在体内代谢和消除的速度快，持续输注可用于全凭静脉麻醉（TIVA）的麻醉维持。丙泊酚有剂量依赖性，小剂量应用可在非全身麻醉状态下产生镇静作用，而大剂量应用才会抑制呼吸和心血管系统。

丙泊酚和阿尔奇·布雷恩发明的喉罩几乎同时应用于临床。研究发现丙泊酚可以充分抑制上呼吸道反射，使大多数患者更容易接受喉罩（硫喷妥钠却无此作用），因此，丙泊酚和喉罩共同改变了人们心中临床麻醉的形象。如图10

所示，虽然这些麻醉药的分子结构和化学性质不同，但它们都具有全身麻醉的功能。氧化亚氮和氙是气体，酒精、丙泊酚和七氟烷是液体，而硫喷妥钠是结晶固体。这些药物都对 GABA（γ－氨基丁酸）受体有活性，尽管它们并非以相同的方式影响受体。

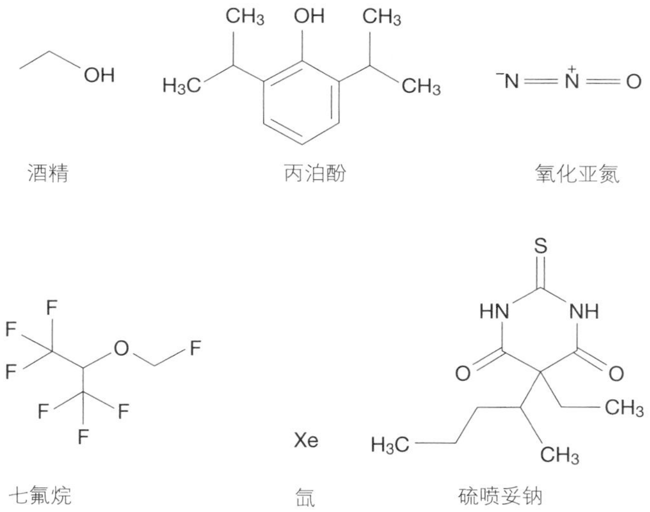

酒精　　　　　　　　丙泊酚　　　　　　　氧化亚氮

七氟烷　　　　　　氙　　　硫喷妥钠

图 10　不同麻醉药的分子结构

氯胺酮是一种非典型的诱导药，于1965年问世。它是致幻剂苯环己哌啶的衍生物。它的麻醉体征与传统的全身麻醉药不同，可产生一种特殊的"分离麻醉"状态：深度镇痛但轻微无意识；简单来说，大多数麻醉药可以抑制意识，而氯胺酮可以扰乱意识状态。大多数患者在全身麻醉状态下会呈现出类似自然的睡眠状态，全身肌肉松弛，但氯胺酮可以保持患者的肌张力，眼睛可以睁开凝视，致使脑电图监视器可能会误认为患者处于清醒状态。

与其他药物不同，氯胺酮可以兴奋心血管和呼吸系统，也是一种强效的支气管扩张剂。它起效缓慢，作用时间长（10～20分钟），可通过口服、直肠或肌内注射等多种途径给药。它可以单独作为全身麻醉药使用，例如战场麻醉。但其带来的焦虑和幻觉等不良反应也限制了它的应用。

麻醉药的作用机制

全身麻醉药的种类繁多，有两种途径可以解释麻醉药的作用机制。第一，分子基础：麻醉药在分子水平上的影响有哪些？第二，解剖学基础：麻醉药作用于中枢神经系统（CNS）的哪些部位？

第一个问题的答案很复杂。麻醉药可能对生物体内许多不同的细胞成分起作用，而且不同药物的作用效果也略微不同。

全身麻醉作用的主要分子基础可能与一种叫作$GABA_A$受体的蛋白质有关，它是一种大型菜花状跨膜蛋白，具有五个亚基，广泛存在于中枢神经系统中。五个亚基为全身麻醉药和其他可能影响该受体的药物（如苯二氮䓬类药物和抗惊厥药物）提供了几个潜在的结合位点。挥发性麻醉药和丙泊酚、依托咪酯等静脉诱导药的特异性结合位点已被确定。当与麻醉药结合时，受体的活性增强，产生抑制作用。总之，$GABA_A$受体存在于中枢神经系统中所有麻醉药可能起作用的位置。$GABA_A$受体结构如图11所示。该受体由五个亚基组成，围绕着可通过一个氯离子的离子通道。GABA是一种化学神经递质，与受体的两个位点结合，会导致通道打开。全身麻醉药和其他镇静药，如苯二氮䓬类药物，与受体的其他部位结合，使GABA的效能更强。GABA的作用是抑制性的，它能抑制神经元的兴奋，并通过整个中枢神经系统的累积效应引发全身麻醉。

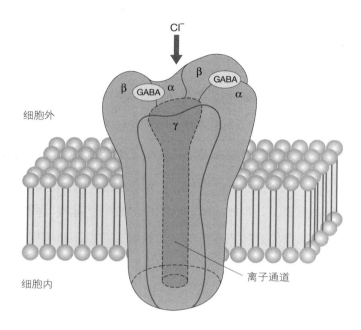

图 11　GABA$_A$ 受体结构

另一种比较重要的受体为NMDA受体，阻断该受体可产生镇痛作用。氧化亚氮、氙和氯胺酮都能影响这种受体。

第二个问题的答案同样复杂。吸入麻醉药（而非巴比妥类药物）使患者不产生体动反应的作用部位不在大脑而在脊髓。而另外两个可观察到的麻醉指标：遗忘和意识消失，则是由大脑自身的活动产生的。遗忘可能与海马体、杏仁核、中颞叶有关，也可能涉及其他结构；意识消失则与大脑皮质、丘脑和网状结构有关。

吸入麻醉药的MAC为0.25左右时，对患者有遗忘作用；MAC为0.50左右时，患者意识消失；MAC为1.00左右时，患者不产生体动反应。因此，患者可能因手术刺激而产生体动反应，但却没有意识和记忆。

肌肉松弛药

肌肉松弛药是基于箭毒研制的，这是亚马逊当地人涂在飞镖上的毒药，天然存在于南美防己和毒马钱子两种藤本植物中。箭毒中的活性物质被称为d-筒箭毒碱。人们花了几十年的时间破解了箭毒的作用机制，也对神经和肌肉生理学有了更加深入的了解。

像箭毒一样，肌肉松弛药作用于神经肌肉连接处，即运动神经和肌肉细胞之间的突触。在神经肌肉连接处，神经末梢释放神经递质乙酰胆碱，乙酰胆碱与肌肉细胞上的受体结合，触发肌肉收缩。乙酰胆碱的作用可以被一种名为胆碱酯酶的酶迅速终止，这种酶能在几毫秒内将乙酰胆碱分解。这使得肌肉细胞能够非常快速和精确地收缩，就好像钢琴家在演奏琶音和弦一样。

肌肉松弛药通过阻断乙酰胆碱和乙酰胆碱受体结合而产生肌肉松弛作用。大多数药物与受体结合后不能产生去极化作用，不触发肌肉细胞收缩，被称为非去极化类肌肉松弛药，包括维库溴铵、阿曲库铵和罗库溴铵；还有一种是去极化类肌肉松弛药，常见的有琥珀酰胆碱。它与受体结合并激动肌肉细胞，产生持久的去极化作用。去极化类肌肉松弛药的作用伴随着广泛的肌肉抽搐，称为束颤。使用外周神经刺激仪，可以轻松方便地监测肌肉松弛药的作用。当肌肉松弛药首次投入使用时，麻醉师最初认为这种药物也会使人失去意识。为了厘清这个疑点，两名麻醉师分别被注射了大量肌肉松弛药，其间由另一名同事为他们进行面罩通气，随后的报告称他们整个过程都是完全清醒的。肌肉松弛药还可以减少挥发性麻醉药的使用量，但这可能导致麻醉过程中最可怕的情况发生：因为没有给予足够的麻醉药，所以患者在手术过程中能够感知疼痛，但是不能做出体动反应。这种情况十分罕见，将在第八章中进行更加深入的探讨。泮库溴铵是一种长效非去极化类肌肉松弛药。

肌肉松弛在药理学上是可逆的。几十年来，逆转肌肉松弛作用的主要药物是新斯的明，它可以抑制分解乙酰胆碱的胆碱酯酶的活性，使突触中乙酰胆碱的水平大大升高，代替非去极化类肌肉松弛药与受体结合，这个过程被称为竞争性拮抗。不幸的是，乙酰胆碱还存在于许多其他突触中，所以也有一定的副作用，需要同时应用阿托品或格隆溴铵抵消其副作用。近几年，药物舒更葡糖钠（也被称为环糊精的环状碳水化合物分子）被应用于临床，它能结合某些非去极化类肌肉松弛药（如罗库溴铵和维库溴铵）并使其失活，产生拮抗作用，具有起效速度快、副作用少的优点，但目前价格昂贵。

镇痛药

急性疼痛一词是指大多数人都能识别和感知到的日常疼痛，比如手指被夹在抽屉里或扭到踝关节时的疼痛，以及手术创伤引起的疼痛。感知疼痛的生理过程在概念上可分为四个阶段。痛觉是痛觉器官（伤害性感受器）感受到疼痛刺激的过程。伤害性感受器可以被各种伤害性刺激触发，包括机械刺激（如针刺）、热刺激（如热或冷）及化学刺激（如受损组织释放的炎症介质）。当伤害性感受器被触发时，神经纤维上会产生动作电位，该动作电位携带疼痛信号传到脊髓，然后传到位于大脑底部的丘脑，这个过程叫作传导。最后，疼痛信号被整合到意识中，形成知觉。

1843年，探险家大卫·利文斯通（David Livingstone）在非洲被狮子袭击，事后他这样描述这段经历：

它抓住了我的肩膀，我们一起摔倒在地，它可怕地咆哮着，像一只猎犬摇晃老鼠一样摇晃着我。这种剧烈的振荡使我产生了一种恍惚的状态，像一种梦境：虽然我能感受到正在发生的一切，但是却很平静，没有疼痛，也没有恐惧。

利文斯通的经历与在战争中有过重伤经历的士兵很相似，当时他们也感受不到疼痛。

很明显，中枢神经系统有能力改变，甚至能完全抑制疼痛给人的感觉。这个过程叫作调控，其中最著名的理论是闸门控制学说，由罗纳德·梅尔扎克（Ronald Melzack）和帕特里克·沃尔（Patrick Wall）于1965年提出。该理论假设疼痛信号不会直接传递到大脑，而可能会受到其他感官输入和心理因素的调控。调控的关键是对疼痛刺激的感知与疼痛的强度并不一定成正比。该理论的第二个内容是其他刺激可以调节对疼痛的感知，这就是为什么摩擦受伤的肢体有助于减轻疼痛。有几个可能具有调控作用的区域，研究得最为全面的区域是脊髓灰质背角区域。

麻醉医生可以从几方面影响这一路径。局部麻醉药可以切断传导，全身麻醉药可以抑制意识，从而阻止感觉的产生。现在人们普遍认为，治疗疼痛的最佳方法是联合使用几种不同作用机制的镇痛药，这种方法被称为多模式镇痛。还有另外两类广泛应用于临床麻醉的镇痛药。

与吗啡作用类似的药物被称为阿片类药物，包括天然阿片类药物和具有类似作用的合成阿片类药物。吗啡是典型的阿片类药物，但也有许多合成或半合成的变体，如芬太尼、羟考酮和哌替啶（甲哌替啶）。一些阿片类药物的药效很弱，极少数药物，如纳洛酮，可以拮抗吗啡的作用，作为解毒剂来使用。

阿片类药物是非常强大的镇痛药，可以抑制伤害感受通路中的信号传导，作用于阿片类受体，该受体存在于整个中枢神经系统和一些外周组织，如关节的滑膜囊里。当然，阿片类药物也有一系列副作用，包括恶心、呕吐、呼吸抑制和便秘，也可能产生药物依赖。

阿片类药物可以通过多种给药途径起效：口服、静脉输注、肌内注射、皮下注射、脊髓或硬膜外腔注射，甚至可以透皮吸收。

另一类镇痛药是非甾体抗炎药（NSAIDs）。非甾体抗炎药通过抑制前列腺素的合成起到镇痛作用，前列腺素是损伤组织产生的炎症介质，可以使伤害性感受器敏化，这也是受伤部位对疼痛更加敏感的原因之一。抑制前列腺素合成能使炎症反应和痛觉感受都降低。

最初的非甾体抗炎药是乙酰水杨酸，也就是广为人知的阿司匹林。阿司匹林于19世纪末在德国首次被合成，至今仍是世界上使用最广泛的药物之一。1964年推出了另一种非甾体抗炎药布洛芬，随后是双氯芬酸、萘普生和吲哚美辛等药物。非甾体抗炎药对轻、中度疼痛非常有效，不会产生药物依赖性，但也有其他已经被详细描述的副作用，包括胃溃疡、肾毒性和轻微增加出血风险等。

最近引入的一组非甾体抗炎药是昔布类药物，其活性比传统的非甾体抗炎药更具选择性。研究证明昔布类药物是非常有效的镇痛药，同时副作用较少。不幸的是，这些药物也被证明可显著增加心脏病发作和卒中的风险。因此，其中一些药物已被停用，只剩下少数几种，如帕瑞西布仍然可以使用。

最后一种通常与其他非甾体抗炎药一起使用的镇痛药是扑热息痛，它于20世纪50年代首次上市。扑热息痛的作用机制尚不明确，它不能抑制炎症，也没有其他非甾体抗炎药的副作用。它被认为在中枢神经系统中起作用，并对多种类型的疼痛有效。

非甾体抗炎药最常见的给药途径是口服，少数药物（包括扑热息痛）可通过注射或栓剂给予。

联合使用阿片类药物、非甾体抗炎药和扑热息痛，可以创建一个有效的治疗疼痛的机制。

静脉输注

可用于静脉输注的液体多种多样，通常由麻醉医生负责管理。多种原因可引起手术患者体液流失：出血是最常见的原因，术前可能因呕吐或腹泻引起肠道失水或尿液失水，术前禁食禁水也会导致一定程度的脱水；在全身麻醉下，患者通常不会出汗，但大面积组织暴露产生的蒸发损失也是很明显的。

麻醉医生必须评估患者的体液状态，必要时予以补充，并在术中保持良好的液体平衡。患者的体液状态可以通过尿量（如果患者有导尿管）、中心静脉压和血液检查来估计。

静脉输注的液体主要有四类：含糖溶液、含盐溶液、被称为胶体溶液的大分子悬浮液和血液制品。

最常见的含糖溶液含有5%的葡萄糖。葡萄糖可以以两种形式存在：D型和L型，其中只有D型葡萄糖存在于自然界中。因此，该溶液被称为5%葡萄糖注射液，缩写为D5W。选择5%的浓度是因为这种溶液具有与血浆相同的浓度（张力）。

当患者被输注5%葡萄糖注射液时，其中的葡萄糖可以迅速被人体细胞吸收，只留下水。因此，静脉输注5%葡萄糖注射液是一种有效的补水方法（静脉输注纯净水是有害的，会导致血细胞破裂），但这并不是一种非常有效的补糖方法，因为5%的葡萄糖注射液中葡萄糖含量相对较少。因此，它只适用于术前禁食的患者，可以有效维持患者的液体平衡。

常用的含盐溶液有两种。第一种是0.9%氯化钠注射液，也被称为生理盐水。生理盐水的浓度与血浆的渗透压值大致相同，但钠和氯的含量高于血液，因为血液中含有许多不同的盐。出于这个原因，美国儿科医生亚历克西斯·哈特曼（Alexis Hartmann）在1932年研制出复方乳酸钠注射液，其中含有钠、钾、钙、氯化物和乳酸，各成分的含量与人体血液中的含量相似。

在围手术期最好使用含盐溶液，因为流失的体液通常含有盐和水，所以需要进行补充。

当患者失血时，最重要的治疗步骤是保持循环容量，如果不能立即输注血液，输注含盐溶液也会有一定效果。随着时间的推移，含盐溶液会逐渐从血管渗漏到组织中，所以每损失一个单位体积的血液，就需要输注2～3倍的含盐溶液来补充。

但有一些液体在补充和维持循环容量方面非常有效。这些液体含有悬浮在水中而不是溶解在水中的大分子。大分子在血液中停留的时间更长，渗漏的速度要慢得多，所以这种液体被称为"胶体"。胶体中的大分子可以是蛋白质（如明胶）或碳水化合物（如淀粉或右旋糖酐）。大多数胶体也含有一些氯化钠。

虽然胶体溶液非常有效，但胶体分子可能引发其他问题，如严重的过敏反应，还可能干扰某些血液测试，例如血液制品的交叉配型；而且胶体分子本身可能会轻微干扰凝血过程，这对于大量失血的患者来说是非常不利的。关于胶体溶液是利大于弊还是弊大于利的问题，医学文献中有相当多的争论，至今仍有待解决。

最后一类静脉输注的液体是血液制品。血液制品通常是由无偿献血者捐献得来的，因此，它们是一种宝贵的资源。近年来，血液制品的使用发生了相当大的变化。例如，成年男性的正常血红蛋白水平为120～140克/升，研究表明健康的成年人可以安全耐受的血红蛋白水平为70克/升。低于70克/升时，输血可能利大于弊；高于70克/升时，输血则可能弊大于利。这是因为在后者的情况下输血获益很少，而且可能会被其风险抵消。正常情况下，接受输血的风险非常低，可能的风险主要包括对献血者血液过敏或被献血者血液传播感染。

献血者的血液在被分离成各种制品之前，会经过仔细的传染病筛查。红细胞含有可以携带氧的血红蛋白，它们被分离、清洗，输注前在营养液中重悬，变成一包看似是血液，却只含红细胞而几乎不含血浆或血小板的血液制品。血液的其余部分是黄色的、稍浑浊的液体，被称为血浆，含有血小板（促进血液凝固的微小黏性血细胞）、白细胞（对抗感染的血细胞）、凝血蛋白和多种蛋白质，其中白蛋白占最大比例。血小板本身被分离并在营养液中重悬，用于血小板的输注。白细胞也被分离出来，但输注白细胞的情况并不多见。剩余的血浆被冷冻保存，如果需要的话，它可以被进一步纯化成浓缩的凝血因子。

因此，可以根据患者需要选择血液制品。大量失血的人会首选输注红细胞；持续的出血会消耗人体自身的凝血因子和血小板，可以根据需要分别进行输注，使用血栓弹力图可以动态监测凝血功能，指导血小板和凝血因子的适当使用。

第六章

局部麻醉和区域麻醉

06

一只小蜈蚣的身体后段暴露在氯仿蒸气中几分钟后，这部分身体会被完全麻醉，一动不动。在那之后的一段时间里，蜈蚣身体的后几个节段连同那几只悬着不动的脚，会被未受到氯仿影响的身体前段拖着走，就像截瘫了一样。

——詹姆斯·杨·辛普森

本章将介绍一系列可以在不影响意识的情况下，通过中断神经自身功能来提供麻醉的技术。

神经系统是按等级分类的。大脑和脊髓共同构成中枢神经系统（CNS），其功能是整合并处理各种感觉信号和其他传入信号，并向身体器官发出指令。围绕着中枢神经系统的是周围神经系统。周围神经是神经纤维束，它的特有功能是将身体及其周围环境的信息传递到中枢神经系统，经中枢神经系统整合处理后，再将信号从中枢神经系统传递到身体器官。

每条周围神经都是由各种类型的神经纤维混杂在一起组成的。每种类型的神经纤维都有特定的功能。神经传递的信号如果是向中枢神经系统传出的，则被称为传入信号；如果是由中枢神经系统传出的，则被称为传出信号。为了避免这些相似术语的混淆，接下来将使用上行信号来表示传入中枢神经系统的信号，使用下行信号来表示中枢神经系统传出的信号。

上行信号几乎都是感官信号。有五种感觉模式（不要与"五感"相混淆），分别为痛觉、温觉、触觉、振动觉和关节位置觉（本体感觉）。触觉、振动觉和关节位置觉在同一种被称为A纤维的周围神经纤维中传递，它的纤维直径很大，因为纤维外层有一层髓磷脂，可以提高神经传导速度。当信号传入脊髓后，会在信号产生的同侧脊髓（脊髓背柱）中上行。

痛觉和温觉通过周围神经的C纤维传导。由于缺乏髓磷脂，这些纤维的直径小得多，传导速度也慢得多。当信号传入脊髓后，在对侧的脊髓-丘脑束中传播。脊髓半切综合征是一种罕见的疾病，也被称为布朗-塞卡综合征，表现为病变节段以下同侧的身体触觉、振动觉丧失和运动功能障碍，但痛觉、温觉功能正常；对侧痛觉、温觉丧失，但触觉、振动觉和运动功能正常。

最常见的下行信号是产生肌肉运动的信号，即运动信号。运动纤维是A纤维。然而，其他下行信号诸如呼吸、消化或分娩等调节内部器官的功能是人们意识不到的，这些信号来自自主神经系统。（自主神经系统也接收上行信号，在功能上是中枢神经系统和周围神经系统的一部分。）

神经细胞（神经元）由细胞体、树突和轴突三部分组成，树突是从细胞体发出的分支，轴突是一些细长的丝状体。人体最长的轴突长度大约为1米。神经纤维由轴突和髓鞘（如果有的话）组成，髓鞘是套在轴突周围的管状外膜。

神经传导

单个神经元通过一种被称作动作电位的微小的自我传播的电荷沿轴突传递信号。轴突内部富含的钾离子，而外部富含钠离子。其内部也带有一个弱负电荷（静息膜电位）。这种状态是由轴突膜表面的离子泵维持的，它以消耗能量为代价，不断地将钠离子泵出轴突，将钾离子泵入轴突。这种离子和电荷的不平衡产生了一个势能区，在膜上打开微小的通道使钠离子和钾离子交换位置，导致负电荷在几毫秒内转换为正电荷（去极化）。正电荷激活了膜上相邻的通道（电压门控离子通道），使得去极化区沿着轴突传播。

这个过程有点像推倒一排多米诺骨牌。就像多米诺骨牌一样，动作电位沿着轴突匀速传播。动作电位可以向任意一个方向传递，但在生命体中，神经元只能向一个方向传递动作电位。

一旦动作电位通过轴突传递过去，电压门控离子通道就会立刻关闭，离子泵迅速工作以恢复离子梯度和静息膜电位，为下一次动作电位传递做好准备。

动作电位在神经元之间是通过突触传递的。当动作电位到达轴突的末端，即突触小体时，它会触发一种神经化学递质的释放。突触小体与下一个神经元的树突相接触。树突表面覆盖着受体，这些受体是化学门控离子通道，当神经递质与它们结合时，它们会启动一个新的动作电位。

除神经元外，其他细胞也利用动作电位作为细胞信号传递的基础。例如，心肌的同步收缩是通过动作电位完成的，而动作电位在神经-肌肉接头处可从神经传递到骨骼肌，以启动运动。

因此，局部麻醉药对心脏和大脑是有毒性的。在心脏中，局部麻醉药会干扰正常的收缩，导致心脏停止跳动。在大脑中，局部麻醉药会导致癫痫和昏迷。为了避免产生毒性，局部麻醉药的应用总剂量应被严格限制，并且要特别注意避免发生意外静脉注射。

阻断神经传递

干扰周围神经的功能相对容易一些。例如，以一种不舒服的姿势坐太久会让人有一种脚"麻了"的错觉。这种现象是由支配足部的一个或多个周围神经受到短暂压迫引起的。虽然这会让人感到非常不舒服，但是却没有伤害性，而且可以迅速逆转和恢复。

寒冷也会破坏周围神经的功能。在冬天，手指和脚趾很容易因为寒冷而变得麻木。在第二章中提到的多米尼克·简·拉瑞是为作家弗朗西斯·伯尼做乳房切除手术的外科医生。在1812年的俄国卫国战争中，他为在雪地里躺了一段时间的受伤士兵做了无痛截肢手术。这种效果被称为低温麻醉，可以用冰和盐的混合物冷冻皮肤或通过蒸发散热来实现。

在自然界中发现的几种局部麻醉药都是通过阻断传播动作电位的电压门控钠通道来干扰神经传导的。其中包括河鲀毒素，它是红鳍东方鲀的毒液，这种河鲀的肉在日本被制成鲜美菜肴。但世界上最广为人知的钠通道阻滞剂仍是可卡因，它是第一种被用于局部麻醉的药物。

可卡因和其他局部麻醉药

可卡因是在原产于南美洲的古柯植物的叶子中发现的生物碱。几个世纪以来，南美人一直把古柯叶作为温和的兴奋剂和食欲抑制剂来食用。16世纪，西班牙人将古柯引入欧洲。1855年，弗莱德里希·盖克（Friedrich Gaedcke）首次分离出可卡因。1860年，阿尔伯特·尼曼（Albert Niemann）改进了提纯过程。后来，它被加入饮料中，如1866年的可口可乐。一直到1916年，在伦敦哈罗德百货的柜台上还能买到这样的可口可乐。

1884年，西格蒙德·弗洛伊德（Sigmund Freud）的同事，名为卡尔·科勒（Karl Koller）的维也纳眼科医生注意到，将可卡因溶液滴入眼睛产生的局部麻醉效果足以使患者耐受眼部手术。1885年，纽约的威廉·霍尔斯特德（William Halsted）和理查德·霍尔（Richard Hall）为了引起周围神经麻木而在周围神经注射可卡因。由于他们在自己身上做实验，二人对可卡因产生了依赖。

可卡因有两种药理作用。首先，它阻断了神经元中的电压门控钠通道，是一种有效的局部麻醉药。然而，可卡因也作用于中枢神经系统，阻断突触处兴奋性神经递质（如多巴胺、血清素和去甲肾上腺素）的再摄取，从而增强它们的作用。正是第二种作用使得可卡因具有兴奋特性，但伴随而来的欣快感是造成可卡因具有成瘾性的原因。

二十年来，科学家们一直试图寻找既具有可卡因的局部麻醉特性，又没有成瘾性的药物。1904年，法国药理学家欧内斯特·福诺（Ernest Fourneau）在巴斯德研究所成功合成了阿米洛卡因。他将其商品名定为"Stovaine"。从那时起，几乎所有的局部麻醉药名称中都带有"卡因"二字。阿米洛卡因对神经纤维的作用与可卡因相同，但缺乏可卡因的中枢神经功能。几乎在同一时间，德国的艾尔弗雷德·艾因霍恩（Alfred Einhorn）合成了普鲁卡因。詹姆斯·杨·辛普森曾成功地用氯仿在蜈蚣身上制造出局部麻醉的效果，但他以自己为实验对象却没成功，未能将氯仿应用到人类身上。

阿米洛卡因及其衍生物在结构上与可卡因不同，但仍有一些共同特征。它们都有一个环形的"头部"，通过一条短链环与水溶性的"尾巴"相连。早期的药物——如阿米洛卡因和普鲁卡因——带有酯键，使得它们容易在血液中被分解，因此作用时间非常短。此外，它们的分解产物也被证明与过敏反应的高发有关。后来的药物用酰胺键代替酯键，使得分子结构更加稳定，血浆蛋白结合率更高，从而延长了作用时间。

第一个酰胺类局部麻醉药是利多卡因，1943年由瑞典化学家尼尔斯·洛夫格伦（Nils Lofgren）合成。较新的局部麻醉药包括布比卡因（1963年）和罗哌卡因（1993年）。

表面麻醉和局部麻醉

局部麻醉药很难通过完好无损的皮肤吸收。因此，将它们作为乳膏或凝胶使用时，起效相对缓慢甚至无效。尽管如此，外用制剂仍有用处，如丁卡因（亚硫卡因）乳膏或利多卡因-丙氯卡因乳膏。这些乳膏可提供短期的皮肤麻醉效果，比如可以在儿童抽血之前使用以减轻疼痛。

局部麻醉药通过黏膜吸收得比较好。例如，苯佐卡因是一种酯类局部麻醉药，可制成咽喉含片缓解喉咙痛；利多卡因可以用于治疗口腔溃疡或生殖器瘙痒的凝胶。

眼部的膜的渗透性很强，因此滴眼液可以对角膜和眼表层结构进行有效的局部麻醉，比如可以在去除眼部异物时使用。

在皮肤的某个部位注射局部麻醉药会使该部位在短时间内麻木。这种技术适用于小手术，如缝合伤口或去痣手术。

区域麻醉

威廉·霍尔斯特德和理查德·霍尔进一步研究发现，如在神经周围注射局部麻醉药，整个神经的功能就会被阻滞。周围神经通常为皮肤的特定区域提供感觉，并为一组肌肉提供运动控制。局部麻醉能阻断神经，使皮肤和它所支配的深层结构变得麻木，同时使其支配的肌肉瘫痪，这就是区域麻醉。几乎任何周围神经都可被阻滞，其麻醉效果取决于神经的位置和功能。

肢体由几条不同的神经支配。为了能在肢体上进行手术，需要阻滞所有支配该区域的神经。例如，手部由桡神经、正中神经和尺神经支配。在前臂单独阻滞这些神经是可行的，但很不方便。另一种方法是阻滞更高位置的神经，如阻滞在腋窝联合形成的臂丛神经。如图12所示，手臂有四条主要神经，它们共同提供感觉和运动功能。可以单独阻滞这些神经，或对整个臂丛神经进行阻滞以提供整个手臂和手部的麻醉。阻滞可以通过不同方式来实施。

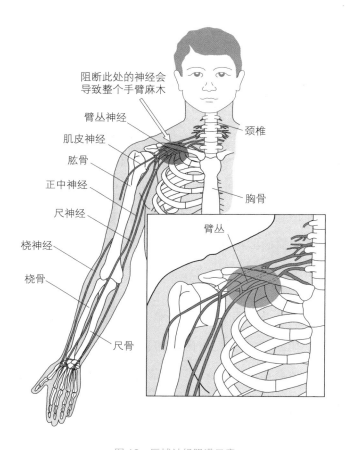

图 12 区域神经阻滞示意

区域麻醉应将针尖插入神经附近注射局部麻醉药，但又不能损伤或刺穿神经。早期的技术依赖于患者的解剖标志，但这可能存在个体差异。针尖靠近神经时通常会引起"发麻"的感觉（感觉异常），这种现象有助于提高麻醉的准确性，但代价是清醒的患者会更不舒服。电子神经刺激器的使用也会提高区域麻醉的准确性。神经刺激针几乎到针尖都是绝缘的。一股小电流通过针，当针尖接近神经时，电流会使神经支配的肌肉抽搐，这便会提醒操作者可以注射了。但对于清醒的患者来说，抽搐是非常不舒服的，而且患者的肌肉抽搐会影响针的准确放置。

随着廉价的便携式超声扫描仪的普及，现在可以在超声下直观可视地进行神经阻滞操作。操作者可以看到神经并观察针靠近的过程。这也是避免损伤其他结构，如神经附近的大血管的好方法。

除了在神经周围注射局部麻醉药外，对于时间较长的手术，还可以在神经周围置入细塑料导管，以便反复注射麻醉药，延长麻醉效果。

通过专业的操作，区域阻滞就足以满足一般手术的要求。对于健康状况不稳定的患者，全身麻醉可能会带来不可接受的风险，区域麻醉技术可以在不进行全身麻醉的情况下实施手术。然而，区域阻滞起效较慢，通常需要30分钟才能完全生效，并且在预防手术所有不适方面并不总是完全可靠的。

因此，在某些类型的手术中，区域阻滞可作为全身麻醉的辅助手段。通常情况下，麻醉医生需要先进行神经阻滞，再进行全身麻醉。神经阻滞还可以缓解术中和术后的疼痛，留置神经导管持续给药是术后镇痛的非常有效的方式。

作为区域麻醉的替代技术，静脉区域麻醉（IVRA）是利用止血带缚扎肢体后，在止血带远端肢体的静脉内注入局部麻醉药的方法。因为德国麻醉师奥古斯特·比尔（August Bier）于1908年首次描述了这项技术，所以这项技术也被称为比尔阻滞。局部血液与躯体隔离的要求限制了静脉区域麻醉的持续时间，因此此种方式往往只适用于短期手术。

脊髓麻醉

脊髓不仅仅是一根大神经，脊髓灰质也参与了上行和下行信号的改变。灰质周围是白质，白质主要由上行和下行神经元的有髓轴突组成。脊髓有着非常微妙的结构，它被一层微小的软脑膜包裹着，悬浮在清澈的水样液体——脑脊液（CSF）中，脑脊液在脊髓和大脑周围循环，并提供机械支撑。脑脊液被一层脆弱的膜包裹着，即蛛网膜；而蛛网膜又被一层更坚硬的膜包裹着，即硬脑膜（硬膜）。硬脑膜、蛛网膜和软脑膜共同构成脑膜。

虽然美国神经学家J. 伦纳德·康宁（J. Leonard Corning）在1885年已经报告了两次尝试性实验，但直到1891年，德国外科医生海因里希·昆克（Heinrich Quincke）才将用于脑脊液诊断取样的腰椎穿刺技术标准化。康宁以狗为对象成功完成了世界首例脊髓麻醉。但从他的描述来看，他也无法确定针尖的确切位置。

将局部麻醉药直接注射到脑脊液中的技术被称为脊髓麻醉。1898年，古斯特·比尔进行了更深入的研究。正如所有伟大的先驱一样，他首先在六名患者身上做了实验，又在助手奥古斯特·希尔德布兰特（August Hildebrandt）的帮助下，在自己身上做了实验。这一尝试几乎是灾难性的，由于针头没有与注射器正确连接，他损失了大量的脑脊液，可卡因溶液也被冲了出来。助手希尔德布兰特提出代替他继续实验，在自己的脑脊液中注入了两毫升1%可卡因溶液。比尔随后对麻醉结果进行了各种测试，包括用针扎进希尔德布兰特的腿直到刺到骨头，用铁锤在其小腿上狠狠敲击，希尔德布兰特都感觉不到疼痛。麻醉消退后，比尔与助手享用了丰富的晚餐庆功。

两人都因这个实验出现身体不适。比尔卧床一个多星期，每当他试图起床时，他就会出现可怕的头痛（这是由于脑脊液的流失，即硬脑膜穿刺头痛）。希尔德布兰特则出现了呕吐症状，这可能是由于不干净的麻醉药刺激了脑膜，甚至可能出现了轻微的感染。

比尔坚持了一段时间的脊髓麻醉，但最终由于可卡因的毒性而放弃了。要想重新普及脊髓麻醉，还需要开发出可用于脊髓麻醉的阿米洛卡因和普鲁卡因。

脊髓麻醉使阻滞水平以下所有脊髓功能被密集阻滞，实现药理学上的功能脱节。感觉消失，运动能力丧失，控制血压的自动反射也丧失了，这可能导致血压急剧下降。在手术过程中，头部和上半身不受影响，患者清醒，但无疼痛感。

脊髓麻醉的穿刺点通常在下腰部，但阻滞的平面高度却不仅仅取决于穿刺点。由于麻醉溶液可以在脑脊液中自由扩散，阻滞高度最终可能高于或低于穿刺点。可用8%的葡萄糖溶液配制麻醉药，使药液浓度大于脑脊液浓度，利用重力作用，人们可以通过改变患者的体位来调控阻滞的平面高度。

脊髓阻滞的平面高度是有限制的：如果平面过高，控制呼吸的肌肉就会瘫痪；如果再高，局部麻醉药会影响大脑，导致患者失去意识，有时还会诱发癫痫。

脊髓麻醉是一种常规的麻醉技术。对患者来说，有效、安全、可接受性强。最常用的局部麻醉药是布比卡因：在脑脊液中注射2～3毫升0.5%布比卡因溶液，可维持2小时或更长时间的手术麻醉。脊髓麻醉几乎可以用于下半身的任何手术，包括关节置换术、前列腺手术和剖宫产手术等。

硬膜外麻醉

硬脑膜周围有一个潜在的空间，里面有松散的脂肪组织和静脉，被称作硬脑膜外腔或硬膜外腔。同时，硬脑膜外腔

被脊椎骨包围。（在颅骨中，没有硬膜外空间，硬脑膜被颅
骨包围。）

与脊髓阻滞相比，在硬脑膜外腔内注射局部麻醉药产生
的阻滞作用不够全面。脊神经穿过硬脑膜外腔离开椎管，在
此与麻醉药接触。包裹在髓鞘中的轴突相对来说对局部麻醉
药具有抗性，这意味着无髓鞘的轴突（那些携带疼痛信号的
C纤维的轴突）比有髓鞘的轴突更早、更完全地被阻滞。因
此，在硬脑膜外腔使用适量的局部麻醉药可以减轻疼痛（镇
痛），同时保留其他神经功能（触觉和运动能力）。大剂量
的局部麻醉药会产生类似脊髓麻醉的完全阻滞，适用于手术
麻醉，但其所需的麻醉药剂量约为脊髓麻醉的10倍。

虽然通过针把药物注射到硬脑膜外腔是可行的，但标准
技术是用针将细塑料导管引入硬脑膜外腔，并通过导管注射
麻醉药。导管可以留置72小时，这意味着它可以在手术中和
手术后提供长时间的镇痛。因此，另一种常见适应证是在分
娩过程中提供镇痛。

第七章

麻醉学的不同分支领域

拉尔夫·沃特斯是1933年威斯康星大学麦迪逊分校麻醉学首席专家。在英国,首个麻醉学学历认证诞生于1935年。但直到第二次世界大战时,英国军队中仅有5名正式的医学军官拥有这个认证。

从那时起,麻醉技术发展迅速,麻醉医生的数量也明显增加。麻醉学的这种突飞猛进主要体现在两方面:第一,人们对健康人群和患者的病理生理学以及麻醉药理学有了更深层次的理解,在学术研究领域取得了长足的进步;第二,麻醉技术的发展得益于基础的工程学和物理学,麻醉设备变得更加复杂、精密。

伴随着麻醉学的发展,外科手术技术也有突破和创新。1883年曾有人预言,聪明、仁慈的外科医生永远不会切开患者的腹腔、胸腔和大脑进行手术。如今,外科医生不仅可以进入这些体腔手术，而且手术的范围更加令人惊叹，例如，患者之间的器官移植手术，或让心脏停搏后打开心腔进行手术。弗雷德里克·特里夫斯爵士（Sir Frederick Treves）在1900年曾记载：麻醉为许多患者打开了手术的大门，因为在麻醉诞生前，只有少数患者具有能成功地、高质量地完成手术的身体素质。

麻醉专业技术对患者的影响涉及的领域过于宽泛，因此如果全部列出就会超出本书的范畴。但在某些特定领域，麻醉医生的专业知识是非常重要的。

重症监护

重症监护医学（有时也称作危重症医学）主要治疗一个或多个器官突发功能衰竭的患者。这类患者病情极为严重，需要配备大量的医护人员、医疗设备，并给予多种治疗方式，因此这些患者的治疗费用较高。重症监护病房资源是有限的，当床位紧张时，便很难决定应该收治哪些患者。

如果想要创立重症监护病房，必须接受一些概念。第一，重症患者所在病房应该区别于普通病房，并需要业务能力更强的医护人员进行救治工作。这一概念最早来源于第二次世界大战期间的"休克治疗帐篷"，大多数伤员先在帐篷里抢救，然后再进行手术。之后，欧洲的医院建立了专门治疗因中毒而昏迷的患者病房。第二，需要有能够持续监护和记录患者生命体征的监测系统，而不仅仅是由护士进行脉搏测量。麻醉监护系统完美解决了这一问题，特别是在20世纪60年代为开放式心脏手术后的患者开发的监测系统更为有效。同时期，也出现了更多复杂精密的血液检测，帮助人们更准确地了解患者状态，包括血液中的氧和二氧化碳水平与血液酸碱度。第三，机械通气作为重症监护的基石，保证了患者从离开手术室到转入普通病房期间的通气。促使这个重大转变发生的是20世纪50年代的流行性脊髓灰质炎。

在1952年，哥本哈根发生了一次十分严重的脊髓灰质炎大流行，这种高传染性病毒感染患者，通常症状较轻微，但可导致部分患者短时间内瘫痪。当时布莱格戴姆传染病医院接收了大量延髓性麻痹患者，他们的呼吸肌和吞咽功能受损，通气不足，或不能完全咳出唾液和分泌物，因此会导致缓慢性窒息直至死亡，死亡率高达80%。当时人们认为病因是患者的大脑受到病毒感染，并且没有办法医治。

　　而当时最为先进的治疗方法是将患者放入金属箱，头部穿过密封的项圈露出箱体外。箱体内部通过上下反复的循环机械运动来实现压力增减，模仿呼吸运动中膈肌的作用来让空气经患者口部出入。整个机器被称为铁肺，这实际上是一个有误导性的词语，它最多可被称为铁胸廓。因为无法接触到患者的身体，护理这些患者非常困难。在患病早期，患者意识清醒，因此会感到非常不适。

　　汉斯·拉森（Hans Lassen）收治了很多脊髓灰质炎患者，但缺少铁肺。他毫无办法，便咨询了一名麻醉医生比约·易普生（Bjorn Ibsen）。比约·易普生认为此类患者的死因是呼吸衰竭，并建议麻醉下将气管切开再进行人工通气。这一技术成功解决了汉斯·拉森的困惑，此后救治脊髓灰质炎患者便一直采用比约·易普生提出的这种方法。这种方法对患者更友好，护士们可以在正常床位上完成护理，但仍需要一直在床旁以确保气道插管始终处于开放状态。

　　由于患者数量过多，医院招募了所有哥本哈根医学院的学生日夜不停地为脊髓灰质炎患者进行手动通气（机械通气也会起到很好的作用，但当时设备不足）。在脊髓灰质炎流行期间，共有1 500名学生为800名患者提供了16 500小时的人工通气。此番壮举后，很多患者被治愈了，并且延髓麻痹的死亡率也下降到25%，这个成果的确令人震惊。

人们很快意识到正压通气也适用于其他疾病，例如，破伤风、肺炎、急性支气管炎等。机械通气技术发展得愈加精密先进。与此同时，系统的营养摄入、抗微生物治疗、血液透析、诊断影像、详细的器官功能检测，以及大量治疗性药物和液体，方方面面都得到快速发展。有了这些，人们可以更好地理解疾病发展进程，然后研究特定的细胞分子，确定潜在的治疗途径。重症监护目前也扩展到其他领域，例如，治疗神经系统疾病、心脏疾病、烧伤创伤及新生儿疾病。另外，在转运重症患者方面，有救护车和飞机等交通运输设备。

如今的重症监护患者通常被各种设备包围，身上还会插有多根引流管。他们的各项生命体征被实时监测。护士们以毫升为单位记录每名患者的液体出入量，每天为他们进行多次血液检测，时刻调整患者至最佳状态。通常由多名责任护士护理一名患者，医生也要每天多次查房，患者状态稍有变化须及时处理。

尽管重症监护能够挽救生命，但它的作用也是有限的。它不能使衰竭的器官重生，也不能缩短慢性疾病的持续时间。重症监护的患者以前身体健康，目前所患疾病仍可治疗，治疗目标是恢复其器官功能。在多数情况下，最好是让患者恢复到他们入院之前的状态。在英国综合重症监护病房，大约三分之一的患者会死亡。其他国家和地区可能会有不同的数据，但这无法反映该地的医疗水平。例如，某地区按人口比例有更多的重症监护床位，能够救治病情相对较轻的患者，其死亡的可能性不大，因此死亡率就会低一些。

疼痛医学

说麻醉医生能治疗疼痛似乎太过简单，但目前关于疼痛的治疗已经达到了非常复杂的程度。除常见的急性疼痛，例如外伤或手术产生的疼痛，还有一些少见的疼痛类型对常规镇痛技术不敏感，这类广泛的疼痛障碍归为慢性疼痛。

急性和慢性旨在描述疼痛方式；但不能说明疼痛的严重程度，口语化的使用会产生误导（如"我的背痛是慢性疼痛"）。

例如，术后引起的急性疼痛，能够被预计，随着时间推移会逐渐减轻。一方面，当伤口愈合后，炎症反应减弱，疼痛便会消退。另一方面，慢性疼痛因长时间持续存在更值得被关注。慢性疼痛可能会发展，从而变得更为严重。慢性疼痛可能由迁延不愈的急性疼痛引起，例如，无法愈合的溃疡，或因自身神经系统疾病，缺失了正常的伤害性感受，传递和调节机制也存在异常。

慢性疼痛，如椎间盘突出症，间盘在两个椎体间突出，压迫脊神经产生疼痛。在神经束中疼痛纤维最为敏感，压迫神经会导致患者腿部和足部疼痛，但这并不是腿部疾病所引起的，而是支配腿部的神经出现了问题。由神经损伤导致的疼痛叫作神经病理性疼痛。神经病理性疼痛有一些奇怪的特征：它会无诱因加重或被莫名诱发，例如，皮肤被风吹过而引起的疼痛。传统的镇痛药如阿片类和非甾体抗炎药对这类疼痛的治疗效果并不好。

神经系统自身细胞连接和信号传导异常会导致慢性疼痛，这被称为中央激惹。随着时间推移，它会强化患者对疼痛的感知。另外，这种持续的疼痛会极大地影响患者的生活质量，如影响食欲、睡眠、人际关系等。个人情绪也会很大程度地影响患者对疼痛的感知及处理疼痛的能力。疼痛医学的挑战之一就是它完全是主观感受：任何扫描或检测都无法客观地展示疼痛，那就意味着首先要和患者建立信任，在此基础上治疗疼痛。

约翰·博尼卡（John Bonica）认为疼痛不仅是疾病的症状，其本身也是一种疾病。他是意大利人，作为麻醉医生在纽约工作，在第二次世界大战期间为伤员治疗慢性疼痛。他意识到慢性疼痛患者的诊断和治疗需要多学科专家会诊来优化治疗方案，如联合神经外科、心理科、物理治疗科的专家。1961年，他在华盛顿塔科马创建了第一个多学科疼痛治疗中心，这一模式成为全球慢性疼痛管理的基石。他在1973年又创立了国际疼痛学会（IASP）。该学会定义慢性疼痛为没有明显的生物学价值、超出正常组织修复时间、通常持续超过3个月的疼痛。

慢性疼痛的治疗需要多学科协作。传统的镇痛药作用微弱，但有许多其他药物可以使用，包括抗惊厥药物卡马西平和加巴喷丁、抗抑郁药物阿米替林、降钙素和辣椒提取物辣椒素。其他治疗方法包括神经阻滞，植入像脊髓刺激器这样的装置等。还可以从认知行为学方面对患者进行心理治疗。

产科

女性从出生就被灌输生育不易的思想，经历了几个世纪的分娩痛苦和死亡之后，终于可以接受分娩镇痛，这使我花费了很长一段时间来接受自然分娩的概念。

——蕾切尔·卡斯克（Rachel Cusk）

众所周知，分娩镇痛属于现代麻醉的范畴，并且自从诞生起就争议不断。

产科医生詹姆斯·杨·辛普森首先给产妇使用乙醚，然后再使用氯仿。他公开提倡使用乙醚和氯仿的做法令他备受关注。尽管他的观点得到大多数人认可，但一些产科医生并不认同，这些反对者坚持认为分娩的疼痛不仅是自然而然的，而且是必须存在的。

詹姆斯·杨·辛普森一直捍卫着他的观点，但此事最终由维多利亚女王解决了。1853年，女王坚持在她生下第八个孩子利奥波德王子时使用氯仿麻醉，并且在1857年生下碧翠丝公主时再次使用。两次分娩麻醉都由麻醉医生约翰·斯诺实施。女王写道："约翰·斯诺医生使用了氯仿后，分娩变得舒缓、安静，并且是令人愉快的。"经皇室认证有效后，反对者们沉默了，并且约翰·斯诺的技术作为"女王的麻醉"被熟知。

约翰·斯诺实施的并不是全身麻醉。他主要关注两个方面：意识部分丧失和镇痛。在整个分娩过程中，他反复使用小剂量氯仿达到这种效果。之后，在1903年，这种具有朦胧睡眠（朦胧麻醉）被推广到奥地利。使用吗啡联合东莨菪碱也可以达到同样的效果，这种方法流行了几十年。

但一些詹姆斯·杨·辛普森的反对者是正确的，现在人们知道全身麻醉药（包括目前使用的挥发性麻醉药）会抑制子宫收缩，使宫缩频率降低、强度减弱，因此会延长产程。此外，吗啡等强效镇痛药会透过胎盘影响胎儿，使新生儿嗜睡，抑制其呼吸。

如今有三种已证实有效的分娩镇痛方式。第一种是母体吸入氧化亚氮和氧气的混合气体。氧化亚氮起效和代谢迅速（大约一分钟），对意识影响不大，能提供有效的镇痛。吸氧能为母体和胎儿提供充足的氧气，因此这项技术是非常安全的。

第二种方法是使用阿片类药物，包括吗啡、二乙酰吗啡和哌替啶。超短效瑞芬太尼可用于患者自控输注泵镇痛，它的作用时间比一次宫缩时间要长，但前提是需要产妇有规律地宫缩，并确定药物有效。鉴于阿片类药物对胎儿的影响，因此要谨慎使用。

第三种缓解疼痛的方式最为有效：通过硬膜外导管注射局部麻醉药。这种方式能让患者保持清醒，对胎儿没有直接的不良影响。以目前的麻醉技术水平，这种镇痛麻醉几乎不会影响产妇活动，也不会有除疼痛外的其他感觉，达到可以行走的硬膜外麻醉的程度，这样产妇可以活动，并且有肌力分娩。

除了呼叫麻醉医生，还有其他的方式可以让产妇分娩时感觉良好。就像产前宣教一样，配偶的陪伴，助产士的支持，一个愉快的、没有恐惧的环境对分娩也是有帮助的。一些产妇无须镇痛，她们选择忽视疼痛。但对于那些要求镇痛的产妇，笔者相信她们有权利得到富有经验的麻醉医生的快速、高水平的分娩镇痛。

对于剖宫产手术，多数情况选择椎管内麻醉（硬膜外麻醉也可以达到一样的效果）。这样产妇可以保持清醒，分娩后第一时间看到新生儿。对于产妇来说，椎管内麻醉也比全身麻醉更安全一些。由于产妇的生理变化，全身麻醉风险更高，操作起来更困难，但在某些紧急情况下，也会使用全身麻醉。

硬膜外麻醉和产程的延长有关，并且会增加自然分娩或剖宫产的风险。反对者认为这意味着硬膜外麻醉会延长产程，有碍自然分娩，但这一说法没有被证实。还有一个合理观点是一部分女性分娩前患有其他疾病，这些疾病会使产程延长并使分娩更困难。因此，这些女性更有可能需要硬膜外麻醉，但她们的产程延长和分娩困难并不是硬膜外麻醉导致的。

儿科麻醉

> ……以可怜、不幸的孩子作为战场，在外科医生和麻醉医生之间存在着一场漫长而乐观的战斗。

> ——菲利普·艾尔（Philip Ayre）

詹姆斯·杨·辛普森在1847年发表了一篇使用氯仿的早期病例报道，有一名四五岁的男孩，他的前臂有一根骨头坏死，手术时他接受了氯仿麻醉：

> 切口深达坏死的骨头；用钳子暴露出坏死的骨头后，我们看到几乎整个桡骨都变成了死骨。手术进行半小时后，男孩睁着一双清澈快乐的眼睛，表情平静安详。当向他展示受伤的胳膊时，他看起来很惊讶，但并没有哭喊，也没有丝毫恐慌。

这是一篇非同寻常的报道。就好像儿童接受大手术后不会感到疼痛一样，在这之前没有儿童使用任何种类镇痛药物的报道。笔者想知道辛普森是否在某种程度上美化了他的描述。不论如何，辛普森正在犯着把儿童当作"小型成人"的错误，但这并非他所愿。

　　事实上，儿童生理学与成人生理学是截然不同的，像新生儿，甚至早产儿，与成人有明显差异。这就意味着和成人相比，他们对麻醉药的反应也不同。例如，新生儿肝脏发育不成熟，不会像预期那样分解代谢一些药物。和成人相比，新生儿新陈代谢快速，缺乏生理储备，这意味着新生儿麻醉有着更高的风险。

　　另外儿科用药与成人用药相比，在各方面并不仅仅是用量变少，而是有着不同的配比。其中涉及气道或循环系统的许多技术，都比成人更加精细。这就需要重新设计小儿麻醉的相关设备（例如，气道设备、静脉导管、呼吸机和监护仪器）。先驱者们从头做起，贡献出他们的全部力量。

　　有一些特殊外科疾病在成人中是不会出现的。有一小部分新生儿会有先天畸形，并需要早期进行外科手术治疗。例如，新生儿患者因有严重腭裂而不能有效吸吮，因此无法进行喂养。甚至很多新生儿因先天性心脏病死亡，他们的血液循环仅在胎盘供氧时能够维持，出生后由肺部供氧，循环就会衰竭。40多年前，先天性心脏病的治疗已经非常成功，很多女婴得以存活至成年，并孕育下一代，这就给产科麻醉医生创造了独特的挑战：在分娩过程中，如何安全地平衡母体不稳定的心脏和胎儿的需求。2009年，一对连体双胞胎婴儿出生于中国湖南省，她们共用肝脏和脐带。她们在两周大时接受了手术分离，之后在重症监护室中治疗两周后出院。这种病例对外科、麻醉科、重症监护科的协作治疗要求极高。

儿科的疼痛管理也滞后于成人。多年来，人们认为儿童对疼痛的感觉不同于成人。在新生儿病例中，人们认为神经系统发育的不完善使新生儿在生理学上不能感知疼痛。在那些使用麻醉的小儿手术中，由于担心用药过量，所以术后只是给予少量镇痛药。直到1993年，加拿大的一项研究显示仍然有许多医生不使用麻醉就进行包皮环切术。

目前已经毋庸置疑：婴儿，甚至早产儿能够感知疼痛，并且有一些证据表明，儿童早期的疼痛经历会带来长期的不利影响并使疼痛的感知增强。目前的技术已经能够让小儿更有效地传递他们的疼痛感觉，包括使用药物和神经阻滞等许多有效的镇痛技术，能够为全年龄段的小儿减轻疼痛。

儿科专科病房和专科医院使小儿手术麻醉及重症监护的水平和安全性得以提高。一些儿科麻醉医生专门从事小儿手术麻醉，而其他麻醉医生则可以分别从事小儿和成人手术麻醉。人们认识到，麻醉医生需要定期从事儿科麻醉工作才能维持小儿麻醉的专业性。

动物医学麻醉

动物医学麻醉紧随着人类麻醉的步伐，逐步发展壮大，各专业之间相互碰撞，产生了许多有意义的影响。在麻醉的早期发展中，为了造福人类，往往使用动物作为实验对象。另外，在人类实践中产生了许多技术和药物，这些技术和药物也有益于动物医学麻醉的发展。

1847年，《柳叶刀》杂志上刊登了一篇报道，内容是关于乙醚麻醉下移除一只纽芬兰犬的脾脏的。同年，来自伦敦的胡珀（Hooper）为马设计了一款乙醚吸入器，并将照片刊登在《医药》杂志上，并附有说明："通常，马会在3～5分钟内倒下，这时要快速保护马的头部。"当马无意识倒下时要避免其受伤，这是麻醉一匹站立位马的早期难点之一。

1850年，有一个更具测试性的案例报道，在伦敦动物园有一只美洲豹，它在笼子里意外摔断了腿。动物园咨询了皇家兽医学院的西蒙德斯（Simmonds）教授。为了保全动物的生命，他们决定为这只美洲豹截肢。教授用一根末端绑有氯仿海绵的长棍成功地实施了麻醉，最后美洲豹恢复得很好。

然而，今天为了减少动物的焦虑和痛苦，麻醉被广泛使用，并且许多国家立法保护动物以免其受到不必要的痛苦，但情况并非总是如此。美国著名的动物外科医生路易斯·梅里拉特（Louis Merillat）在1915年写道：

在动物外科手术中，麻醉是没有历史的。有时人们会杂乱无章地使用麻醉，这说明在这代兽医人心中，麻醉是没有任何功劳的。许多有经验的兽医在他们的从业生涯中从未使用过全身麻醉。今天在动物外科手术中使用麻醉只是约束动物的手段，并不是缓解疼痛的方式。只要这种强制约束能够保证手术顺利实施，对技术员、操作者或动物不会造成危险，那么就不会有人从麻醉的角度考虑这个问题。

1915年，弗雷德里克·霍布迪爵士编写了第一本动物医学麻醉教科书。1919年，英国颁布了一项保护动物的法案，规定不得不实施麻醉为动物进行手术，并且在许多发达国家也通过了相似的法律。关于动物感知痛苦的程度一直有争论。一只受伤的狗可以很清晰地通过行为表现出它的痛苦，但受伤的青蛙、鱼或蜘蛛就无法做到。

今天，动物医学和麻醉对人类同等重要。治疗生病的动物可以使用MRI扫描、肾脏血液透析和化学药物。动物麻醉医生可以使用多种麻醉药和麻醉技术，如吸入麻醉、静脉注射、局部麻醉，这些原本都是用于人类的，除此之外还有其他方法。几年前，笔者受邀参观一所大型动物医院，其动物治疗涉及的范围和治疗水平给笔者留下了深刻的印象。在笔者看来，动物分为三类。第一类，是一些农场动物，主要为了产奶、产肉和产毛。对于它们的治疗多是务实的：如果不能快速、廉价地治愈，那么通常会对这些动物进行扑杀。第二类，是一些具有商业价值的动物，那么它们的治疗就由经济利益驱动。即使一只赛级猫不能赢得下一场比赛，但它也可以在猫舍里证明自己的价值。最后一类就是宠物，当治疗它们的动力是爱与陪伴时，那么唯一限制治疗的就是主人的经济能力。

第八章
麻醉的副作用、并发症及风险

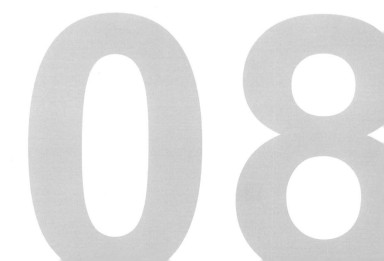

08

有一些事物是人们察觉不到的。有一些人们无法理解的事情正在发生——且称其为人工睡眠。现在，这是一种非常神奇的现象——虽无法解释却也不必惊慌。你真的认为可以轻易地假设这样一件奇特的事情只是发生，然后停止，却不会有任何副作用吗？它确实可能是这样，它的副作用可能不比阿司匹林药片多，但人们应该关注事情的真相，不是吗？

——约翰·温德汉姆（John Wyndham）

麻醉的优势是如此显而易见、毋庸置疑，以至于起初人们似乎并不需要考虑其风险。然而，不论多么温和无害，每一种行为都伴随着一定风险，麻醉也不例外。

任何风险都可以用其可能性（罕见或常见）及结果（毁

灭性或微不足道）的乘积来评估。但若仅仅用一个数字来表示风险，医生和患者都很难对风险进行准确判断。患者可能会问"这个数字对我来说意味着什么？"已发表的资料显示，包括医生在内，人们通常很难评判风险程度并对不同风险进行比较。相比于纯粹的理性判断，人们对风险的判断往往偏于感性。当然，死亡是最严重也是最令人担心的风险。

死亡风险

确定麻醉相关的死亡风险需要对大量的样本进行统计，比如对100万人在随机的时间内实施麻醉，但不进行任何手术操作，随后让他们苏醒。这类研究目前还没有进行过。然而，英国的麻醉医生约翰·伦恩（John Lunn）及其同事在1987年进行过一个类似的研究并写成了报告：《围手术期死亡机密调查》（"Confidential Enquiry into Perioperative Death"，CEPOD）。他们回顾性地分析了一年之内英国国家医疗服务体系（NHS）中的近50万例外科手术，并寻找术后30天内死亡的病例。

NHS很适合进行这种类型的研究。英国是一个人口众多的发达国家，绝大多数的外科手术均由NHS负责，且各家医院在技术水平及护理标准上基本相当。

在50万例手术中，约有4 000例死亡病例，粗死亡率约为0.8%。其中，以麻醉为唯一死亡原因的仅有3例。英国皇家麻醉学会及美国麻醉师协会提供的患者信息文献中也报道过类似的数据。澳大利亚的数据是1/80 000，日本也与之相似。总体来说，对于发达国家而言，约1/100 000的概率是较为合理的。

然而，这并不是全部的内容。根据CEPOD数据表明，术后30天内的粗死亡率约为0.8%（每100 000例手术中死亡800例）。因此，麻醉风险只是手术总体死亡风险中非常微小的一部分。

CEPOD的分析表明，其中410例的死亡中包含了麻醉因素，即每100 000例中死亡82例。尽管这个数据要比1/200 000高得多，但与患者当前疾病的进展（导致67%的死亡）、合并症的进展（导致44%的死亡）及手术本身（导致 30%的死亡）所带来的风险相比，这个数据显得微不足道。

鲁珀特·皮尔斯（Rupert Pearse）及其同事在2006年发

表了一篇文献，回顾性地分析了英国NHS的410万例手术。在所有择期（计划内）非心脏手术的患者中，死亡率大概是0.44%，换句话说，约每227人中有1人死亡。对于各类急诊手术，这个风险升至5.4%，即约每18个人中有1人死亡。后续的分析验明了那些死亡患者的风险因素：高龄、预先存在健康问题（合并症）、大型手术（比如胸部或腹部的大手术）及急诊手术。在手术当中死亡的病例是非常少见的。术后死亡的患者多处于恢复期，虚弱的状态使他们更容易出现伤口破裂、肺部感染、深静脉血栓及压疮等术后并发症。

这表明，对于拟行手术的患者，在预测围手术期死亡风险方面，其自身健康状态和实施手术类型要比麻醉更加重要。

鲁珀特·皮尔斯的数据表明，对于一名接受轻危或中危的择期手术的健康患者，其围手术期死亡的风险（包括麻醉和手术的原因）是非常低的。

术中知晓

术中知晓是可怕程度仅次于死亡的麻醉事故。患者经常会就这个问题进行咨询。偶发的术中知晓经常被大肆报道，有时也会有一些误导性的陈述。

找出术中知晓的确切风险因素是非常困难的。对于术中知晓的定义，人们还尚未达成共识。对于患者来说，在术中保持高度警惕，且能充分感受到手术的疼痛刺激是最可怕的情形之一。除了当时的痛苦外，它还会导致长期的严重心理障碍，包括创伤后应激障碍。最令人担忧的是，有些患者在试图描述自己的感受时可能不被理解或相信。

然而，人们普遍认为术中知晓还可能有其他情形。这可以通过一系列问题进行调查，布莱斯问卷首次发表于1970年，现在可使用修订后的布莱斯问卷调查可能存在的术中知晓：

（1）在你入睡前，记得的最后一件事是什么？

（2）当你醒来后，记得的第一件事是什么？

（3）你还记得在你入睡和苏醒之间发生的其他事吗？

（4）你的手术中最糟糕的事是什么？

布莱斯问卷试图唤起患者有关入睡和苏醒的记忆，并回忆这两个时间点之间发生的事情。这些问题并未将回忆与痛苦联系起来。第四个问题允许患者描述对痛苦的回忆，但并未引导患者这样做。

布莱斯问卷至今为止仍是有关术中知晓研究的基础。人们意识到，需要在术后对患者进行多次回访才能发现术中知晓，同时要非常谨慎，避免对患者进行诱导性提问。

研究显示，少数患者可能会说出各种各样的回忆，比如短暂的对话或音乐、受压或牵拉的感觉、人们在他周围移动的模糊印象或梦幻般的经历。这些经历不一定是痛苦的或令人不快的，尽管患者可能会因为认定他们在手术中是清醒的而感到痛苦。相较于真正的手术过程，其中的一些记忆可能是在麻醉诱导期或苏醒期中形成的。一项大型研究表明，只有三分之一的术中知晓患者能够回忆起疼痛。

在医学类文献中包含了几项关于术中知晓的大型研究。

2007年，理查德（Richard）及其同事在对美国87 000名患者进行的一项研究表明，在接受全身麻醉的14 000名患者中，只有1人经历了全程的术中知晓。大多数的术中知晓发生在心脏手术中。对于接受非心脏手术的患者，术中知晓的发生率约为0.002 4%。

儿童的术中知晓发生率很难被评估。一方面，他们对于麻醉的反应与成年人迥然不同。举例来说，相比于成年人，儿童需要更高剂量的挥发性麻醉药来维持麻醉。这可能会使他们更易发生术中知晓。另一方面，针对儿童的回访技巧更加复杂，因为儿童很难表达出他们的经历，且更易受到问题的引导。安德鲁·戴维森（Andrew Davidson）及其同事在澳大利亚开展了一项大型研究，对864名接受过全身麻醉的5～12岁儿童进行了调查。这些儿童接受了3次回访。研究发现术中知晓7例，其中没有任何一例是与痛苦相关的。这项研究和其他研究显示，儿童较成年人更易发生术中知晓，但他们对术中知晓的反应可能与成年人并不相同。

术中知晓的原因可以分为设备故障和人为失误两种。

设备故障

传统意义上，有几类设备故障与麻醉术中知晓相关。第一类是没有提供足够的挥发性麻醉气体，例如，未察觉到蒸发器干涸，以及无意中用氧气稀释了新鲜气体。由于麻醉中通常都会监测挥发性气体，因此这两种情况均不太可能发生。第二类是没有通过静脉输注泵提供足够的丙泊酚，其中最隐匿的情况是静脉通路的意外断开。在这种情形中，输注泵仍在正常运行，但丙泊酚会缓慢滴在地板上而不是被注入患者体内。有一部分早期输注泵存在固有的机械误差，使得丙泊酚无法被充分泵注，当然，这种误差现在已被纠正。

人为失误

人类行为中难免存在失误。传统麻醉需要使用6～10种不同的药物，其中一部分药物在使用前需要被混合或稀释，但大多数药物的外观都是难以区分的无色液体。由于分心或匆忙，麻醉医生偶尔会错误地配制药物，或使用错误的注射器给药。人为失误的其他原因还包括经验不足、情况紧急、疲劳和压力等。

有意的浅麻醉

传统意义上，三类患者被认为存在较高的术中知晓风险：接受全身麻醉剖宫产的患者、接受开胸心脏手术的患者和危重症患者。对于第一类患者，过去人们总是有意地对母体实施浅麻醉，以避免对胎儿造成伤害。但目前临床中已不再这样操作。对于第二类患者，由于开胸心脏手术需要进行体外循环，而体外循环过程中很难使用挥发性麻醉药。因此，在体外循环中，全凭静脉麻醉的使用更加普遍。第三类患者，由于其自身状态过于虚弱而无法耐受标准麻醉，麻醉医生可能会有意地选择浅麻醉技术。这类患者通常面临着相当高的死亡风险，比如血压非常低的创伤患者。在这种情形下，麻醉医生只能两害相较取其轻，以增加术中知晓的风险为代价，最大限度地提高患者的生存率。

常见不良反应及并发症

当一种情况发生率大于10%时，可以认为是"非常常见"；而大于1%时，则被认为是"常见"。

麻醉后常见的不良反应和并发症包括：恶心呕吐、咽喉痛、寒战、头痛、肺部感染、意识混乱、瘙痒、睡眠紊乱及全身疼痛和僵硬。

众所周知，术后恶心呕吐（PONV）是麻醉后的不良反应之一。其主要的危险因素为女性、非吸烟者、有既往PONV发生史者、晕动病患者及术中阿片类药物的使用者。患者的年龄、手术时长及类型均不是重要危险因素，尽管氧化亚氮和新斯的明也可能会导致PONV。如果一名患者同时具备四种危险因素，则其PONV的发生率高达80%，而不具备危险因素的患者的PONV发生率仅为10%。

通常使用止吐药治疗PONV，其中最有效的四类药物为赛克利嗪及其他抗组胺药、昂丹司琼及其同类药物（特定的5-羟色胺受体拮抗剂）、氟哌利多（特定的多巴胺受体拮抗剂）及激素类药物地塞米松（止吐机制尚未明确）。与镇痛类似，联合应用不同类型止吐药效果最佳。除此之外，丙泊酚全凭静脉麻醉被认为具有止吐作用。尽管如此，即使进行了最大限度的治疗，PONV仍可能发生。

咽喉痛通常由气道装置及干燥且寒冷的麻醉气体刺激

咽喉所致。气管插管引起喉咙痛的可能性（40%）较喉罩（20%）更高，而仅使用面罩维持通气引起咽喉痛的可能性最低（3%）。咽喉痛可能同时伴有声音嘶哑，嘴唇及舌头的疼痛也很常见。这些症状虽然令人不适，但一般都是暂时性的。

约有20%的患者在麻醉后会出现轻度的头痛。其潜在因素包括脱水及长期饮用咖啡者的咖啡因戒断。椎管内麻醉后头痛的发生率约为0.1%～0.5%。

术后轻、中度的意识混乱也极为常见。多年来，它一直是许多国际研究的课题方向。"术后认知功能障碍"（POCD）被用来指代手术后认知能力（包括记忆力、注意力、解决问题的能力）显著下降的综合征。部分老年患者的家属称，患者在术后有时候会变得"不太一样"。

POCD通常要由心理学家进行一系列的心理测试后才能正式确诊。2008年，美国的特里·蒙克（Terri Monk）及其同事进行的一项研究发现，POCD在全年龄段接受非心脏手术的患者中均有可能发生。蒙克将患者分为青年组（18～39岁）、中年组（40～59岁）及老年组（60岁及以上），研究结果发现，约有30%～40%的患者在出院时被诊断有POCD。将这些患者与未接受手术的对照组进行比较，在术后3个月时，仅有老年组与对照组之间有统计学差异，约有13%的患者仍受到影响。术后1年时，这个数据被认为降至1%～2%。

POCD是在手术或麻醉的影响下，大脑可被测定到的一种功能减退。迄今为止，POCD的发生机制仍不能用单一因素阐明，其可能是各种风险因素及术中条件以不可预测的方式交叉作用的结果。

少见不良反应及并发症

少见事件的发生率约为0.1%，麻醉的少见不良反应包括术后呼吸困难、现有疾病恶化及牙齿损伤。

麻醉旨在尽量维持正常的生理过程，因此现有疾病（如哮喘、糖尿病和癫痫）恶化的情况并不常见。然而手术导致的应激反应会增加大多数患者心脏疾病和脑卒中的发作风险。既往存在冠状动脉或颈动脉疾病的患者，在术后几周内，心脏病及脑卒中的发作风险也会大大增加。

有些疾病的病程较长，仅偶尔发作，但对术后一周突然疾病发作的患者来说，很难不将其归咎于手术。例如，在多发性硬化患者中，有证据表明麻醉并不会使其发作，许多其他的情况也与之类似。尽管如此，已知一些麻醉技术可引起某些疾病，如急性间歇性卟啉病或镰状细胞贫血，因此需要格外关注。

牙齿损伤大多较为轻微，如牙齿碎屑脱落或出现裂纹，但大约每5 000例麻醉中就会有1例患者出现需要拔牙或进行牙齿修补的情况。牙齿损伤通常发生在插管时，但也可能发生在恢复期患者用力咬住气管导管或喉罩时。如果患者牙齿本就状况不佳或进行过美容修复（如做过牙冠、牙桥、牙贴面），牙齿损伤的风险就会增加。同时，对于存在张口度不佳或颈部僵硬这两种喉镜暴露困难的患者，牙齿损伤的风险也会增加。

罕见不良反应及并发症

罕见事件一般被界定为发生率为0.01%甚至更低的事件。麻醉的罕见不良反应范围非常广泛，不可能全部列举出来，一般包括视力和听力损伤、危及生命的严重过敏反应和永久性神经损伤。

约有60%的患者在全身麻醉下不能完全闭上眼睛。除此之外，全身麻醉还会抑制眼睑的反射性闭合及泪液的形成。因此，麻醉医生的常规处理方法是将眼睑黏合，而对于持续时间较长的手术，可能会提前为患者滴入人工泪液。

对眼睛的损伤在使用任何麻醉方式时均可能发生，且与常规眼科手术相关的风险不同，主要有两个原因。第一，角膜擦伤时有发生，这是因为角膜异常干燥，或无菌单及其他物体摩擦眼球造成的。有症状的角膜擦伤概率约为0.05%。虽然会伴随一定疼痛，但这种小伤通常会自行愈合，并不会对视力造成永久损害。第二，眼睛可能会因为缺血性视神经病变致盲，眼球受压使视网膜的血液循环受阻是最常见的原因。永久性失明是全身麻醉后非常罕见的不良反应，据报道其发生率约为0.000 8%～0.001 7%。同样，永久性听力丧失也非常罕见。

不可预测的、威胁生命的过敏反应被称为过敏性休克，同样可以发生于麻醉时。类似但不太严重的"类过敏反应"也时有发生；在临床实践中，它们往往难以被区分，并被相同方式处理。每10 000～20 000例麻醉病例中，可能出现1例由麻醉药引起的严重过敏反应,并伴有高达5%的死亡风险。尽管原则上任何外来的化学物质均可诱发严重的过敏反应,但其中的四个主要因素被认为是肌肉松弛药、抗生素、氯已定(一种用于皮肤的消毒剂)及天然橡胶制品。

任何麻醉药均可导致神经损伤。在全身麻醉下,受损伤的往往是周围神经,尤其是肘部的尺神经。损伤通常是由于神经本身受到牵拉或压迫,或麻醉期间血压过低,或二者共同作用的结果。

麻醉中严重的神经损伤发生率约为0.1%。尽管有些时候需要几个月的时间,但大多数病例是可以完全恢复的,仅有少数病例会遗留永久性神经损伤(发生率小于0.01%)。

区域麻醉也可能会引发神经损伤。尽管确切的风险程度取决于神经阻滞的具体情况,但发生神经损伤的概率不到3%。大多数的病例也可以完全恢复,遗留永久性神经损伤的概率约为0.003%～0.020%。

椎管内麻醉后发生永久性神经损伤的风险极低,约为0.002%～0.004%。发生截瘫(下肢永久性瘫痪)或死亡的风险约为0.002%～0.007%。发生脑膜炎的风险约为0.000 5%。这些数据源于英国皇家麻醉学院2006年的一项大规模研究，该研究主要关注神经轴麻醉相关的严重不良后果。

麻醉特有的风险

有少数的不良反应是麻醉所特有的，仅由麻醉药诱发。

恶性高热是一种仅由麻醉药诱发的肌肉代谢紊乱。1960年，来自墨尔本的詹姆斯·维利尔斯（James Villiers）医生首次描述了这种情况。他被要求麻醉一名精神非常紧张的腿部严重骨折的21岁学生。这名年轻人告诉维利尔斯，他有10名亲属在全身麻醉中死去。维利尔斯决定非常谨慎地进行麻醉，很快这名年轻人在麻醉下感到了高热引起的不适，随后麻醉终止，而这名年轻人活了下来。

在恶性高热状态下，肌肉发生病理性收缩，所有肌肉变得僵硬强直，消耗大量能量并以热量的形式释放，体内所有肌肉产生的热量足以使患者因体温过高而死亡（当油门踩到底但变速箱处于空档时，汽车发动机也会发生类似的情况）。同时，受损的肌肉细胞还会向血液中释放有毒的代谢产物。此外，为了给这种高代谢状态提供足够的氧气，呼吸和心血管系统也会背负沉重的负担。

恶性高热仅由挥发性麻醉药及肌肉松弛药琥珀胆碱诱发。在未进行全身麻醉的情况下，患者一般没有症状，肌肉功能也处于正常状态，但可能更容易发生热休克。其根本原因可能是肌肉细胞中的一种特定蛋白质——雷诺丁受体的轻度异常所致。部分类似的异常情况也已被逐一发现，其中大部分具有家族性。大多数的发达国家都有恶性高热患者登记系统，并会向其近亲属提供检测。大约每10 000～15 000人中就会有1人在麻醉时发生恶性高热。

治疗恶性高热的主要方法是移除诱发因素并积极降温（比如在身体四周放置冰块），同时使用丹曲林减缓肌肉代谢。但当恶性高热发生后，死亡率约为2%～3%。

已知具有恶性高热风险的患者也可以安全地接受全身麻醉，但仅能接受丙泊酚全凭静脉麻醉。各类局部和区域麻醉技术（如椎管内麻醉）对这些患者来说也是安全的。

此外，还有一种与药物琥珀胆碱相关的特殊麻醉风险。琥珀胆碱是一类持续3～5分钟的短效去极化类肌肉松弛药。它依靠血液中的一种酶来代谢（大多数药物需要到肝脏中进行代谢）。大约有6%的患者存在这种酶的轻度异常，也就意味着琥珀胆碱的作用时间会延长。约0.001%的极少数患者完全缺失这种酶，此时，琥珀胆碱会持续作用12～24小时。而且，与其他肌肉松弛药不同，琥珀胆碱的作用无法被人为逆转。

使用神经刺激仪进行常规监测会帮助麻醉医生发现琥珀胆碱作用时间的异常。在极少数情况下，患者可能需要保持麻醉状态并机械通气几小时（如在ICU内），直至琥珀胆碱被完全代谢。当麻醉医生没有意识到异常情况时，可能会出现麻醉结束后试图唤醒患者，其意识恢复但肌肉仍然瘫痪的情况，即琥珀胆碱呼吸抑制。与恶性高热类似，可能出现琥珀胆碱呼吸抑制的患者平时没有其他任何症状，也可以接受除琥珀胆碱外其他方式的全身麻醉。因此，麻醉医生鼓励存在恶性高热或琥珀胆碱呼吸抑制风险的患者佩戴医用警告手环，以便医务工作者及时关注。

最后还有一点值得强调：在过去的几十年里，全身麻醉的手术风险急剧下降。现在的手术和麻醉比人类历史上的任何时期都要安全。麻醉医生在专业机构的支持下，通过识别错误信息、引入新技术和新设备、进修培训、设计优化系统等方式降低麻醉风险，在保护患者安全方面发挥了重大的作用。2000年，华盛顿医学研究所报告称：麻醉是解决患者安全问题的主要医学专业。

全世界的医生都在为优化麻醉而不懈努力。如表1所示，为了评估某一特定事件的风险，需要统计一定时期、一定范围内所有接受全身麻醉的患者情况，以确定某一个人在统计学上发生不良事件的风险率。

表 1　麻醉风险

风险率	评估等级	统计范围	症状举例
1/10	非常常见	家族	术后恶心
1/100	常见	街区	硬膜穿刺后头疼
1/1 000	少见	村庄	全身麻醉期间角膜磨损
1/10 000	罕见	小城镇	麻醉期间严重过敏反应
1/100 000	非常罕见	大城镇	椎管内麻醉后截瘫

麻醉医生职业风险

当乙醚和环丙烷被常规用于麻醉时，爆炸和火灾是手术室的重大风险，可能会造成数人死亡。自从它们被弃用后，麻醉医生在工作中不再面临被炸伤的风险。然而，实施麻醉本身也对麻醉医生也有一定危害。20世纪七八十年代的研究表明，职业暴露于微量的麻醉气体是有害的，但这些研究后来都被推翻了。

麻醉医生常年接触针头，因此具有血源性职业暴露的风险，如艾滋病、乙肝或丙肝。

一些资料表明，相比于其他医生，麻醉医生更有可能出现药物滥用的情况。由于麻醉医生较大的工作压力和更易接触到成瘾性药物及设备等因素，麻醉医生因感染艾滋病、毒品和自杀而导致的死亡风险较其他医生更高。

第九章

麻醉学的未来

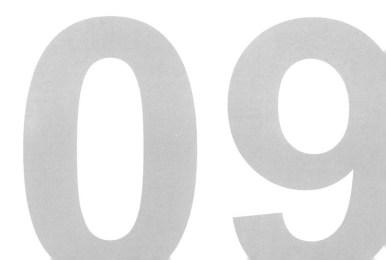

……之前所举的例子都说明了任何试图预测未来的尝试都极其具有不确定性。

——W. 斯坦利·赛克斯（W. Stanley Sykes）
《麻醉学的第一个百年随笔》

考虑到赛克斯的警示，笔者不愿对未来做出具体预测。麻醉学正在不断发展，今天还很伟大的事情可能很快就会变成明日黄花。

然而，麻醉学发展的三个特别方向似乎极有可能改变麻醉实践。

对大脑功能的理解

人类大脑是最为复杂的器官。包含10^{12}个神经元细胞，通过10^{14}个突触相互连接。面对这种复杂性，人们对大脑的理解可能永远不能达到百分之百。

然而，功能性磁共振成像（fMRI）等成像技术的出现，使人们能够观察活体大脑的活动。fMRI能通过测量大脑内局部血流微小而快速的变化，反映神经元的局部活动。这种技术不会产生痛感，也不会对意识造成任何影响。通过fMRI，人们能够确定大脑的哪些区域参与了情感、记忆、计算，甚至面部识别或说谎这样复杂的认知功能。fMRI已被用于研究精神分裂症等精神疾病，以及疼痛状态分级和镇痛药的疗效检测。

尽管fMRI有局限性，而且对于它实际测量的是什么也存在一些合理的争议，但与脑电图等较旧的技术相比，fMRI是神经科学的一个巨大飞跃。

fMRI和类似技术很有可能提高人们对脑功能的理解，使人们能更好地理解意识的本质、记忆、全身麻醉的分期及麻醉药的作用。

分子水平上的探索

化学家和神经学家现在可以十分准确地确定复杂分子的特定三维结构（如 γ-氨基丁酸受体）。在计算机上模拟分子的结构，可以模拟和推断一个分子与其他分子之间是如何相互作用的。通过这种方式，人们可以详细研究药物与受体的结合方式，离子通道如何精确地开放和关闭，以及抗体在与病毒结合时的形态等问题。

这些技术带来的潜在益处是巨大的。在未来，人们可能会设计出针对特定疾病而量身定制的药物，从而诞生新的镇痛药、麻醉药、抗生素，或是针对已知的、迄今无法治愈的疾病的新疗法。唯一难以避免的局限性问题是活体细胞具有惊人的多样性和复杂性。每一种细胞都含有数千种不同类型的蛋白质、脂质和核酸，并以一种不可预测的方式相互作用。

信息技术

信息技术的广泛发展也持续影响着麻醉实践。和许多医生一样，笔者阅读的纸质版医学期刊越来越少，而电子版的材料却越来越多。笔者所在的医院在网络上为医生们注册了图书馆账号，在那里可以找到世界上数百种医学期刊中的任何一篇文章，这给了笔者前所未有的机会阅读各类医学文献。

笔者所在的医院也不再将患者的X线图像打印到胶片上，转而将其传输到电脑屏幕上，阅片人可以在电脑屏幕上对X线图像进行处理，增强病变部位的图像或将重点部位放大。同一家医院的其他医生，甚至是世界任何一个地方的医生都能通过网络看到相同的影像资料。笔者也可以通过网络参加学术会议，观看来自其他城市乃至其他国家的演讲或报告。所有这些都表明信息技术的应用已经很普遍了。

可以看到，信息技术发展方向主要有两个。第一，组件的小型化：手机现在可以存储数百小时的音乐和成千上万张数码图片，还可以连接互联网。以前一台大到需要用手推车来推的超声扫描仪，现在仅有笔记本电脑大小。随之而来的是这些设备的成本更低，而且更容易获得。第二，计算机和电子设备的连接日益紧密：几乎任何人都可以在任何地点共享各种信息。数据安全和保密问题仍有待解决，但在未来，像X线胶片这样的实体病历记录将被淘汰。这些发展方向预示着在麻醉学、新的影像或监测模式方面将出现令人兴奋的新技术，以及有望加强与移动设备和无线网络的连接。

未来发展

也许随着对大脑功能了解的深入，人们将会揭开意识的神秘面纱。也许完美的挥发性麻醉药或镇痛药即将问世，也许每名麻醉医生在未来都会随身携带一个可以随时联网且功能强大的移动设备。

麻醉"自动给药系统"的概念已经提出了好多年。如果能将麻醉深度监测仪的信号输入控制全凭静脉麻醉泵的计算机，那么从理论上说，便可以通过软件调节全凭静脉麻醉泵的输注，从而在整个手术过程中保持相同的麻醉深度。这种"闭环"给药系统可能不需要麻醉医生在现场监护患者。有朝一日，人类会突破这种给药系统技术上的限制。未来的某一天，也许患者的手术将由远程控制的机器人进行操作，麻醉则由人工智能实施，患者将是手术室中唯一的人类。

　　但笔者对此仍持怀疑态度。麻醉监护需要医生与患者接触：医生会安慰患者并且富有同情心，其唯一目的是在手术中保障患者的舒适和安全。从麻醉专业出现起就存在这样的理念，如希望能不断加强患者的安全保障、改进技术、获得并提高专业技能、以最有效的方式减轻患者的痛苦等。笔者坚信，这样的麻醉理念在未来仍会盛行。

名词释义

B

拔管：将气管插管从气道移除的操作。

C

插管：将气管插管插入气道的操作。

D

动作电位：沿着神经和肌肉纤维传递的微小电信号。

多模式镇痛：结合使用不同镇痛技术的组合来最有效地处理疼痛，而不是依赖于一种或两种技术。

E

ET 管：即气管插管，在全身麻醉下维持气道的常用装置之一。ET 管通过声带插入气管，并在管的尖端充气形成气密密封。

H

喉：位于颈前部，由喉软骨、韧带、喉肌及喉黏膜构成的器官。为空气进出的管道，也是发音器官，同时有部分味觉功能。

喉镜：一种用于观察喉部以允许插管的装置。

呼吸机：一种为患者肺部提供人工充气的装置。呼吸机可在全身麻醉或重症监护期间使用。

蒸发器：麻醉机的一个部件，将特定浓度的麻醉蒸气输送到患者吸入的气体混合物。

J

肌肉松弛药：用于阻断神经与肌肉之间信号传递的药物，可导致瘫痪，这对于某些类型的手术是理想的。肌肉松弛药不会影响意识。

急性疼痛：大多数人最熟悉的疼痛；烫伤或扭伤脚踝的疼痛。大多数手术疼痛类型都是急性疼痛。"急性"指的是疼痛的时间周期（突然和有限），而不是指其强度。

碱石灰：主要成分是氢氧化钙的颗粒，其目的是吸收病人呼出气体中的二氧化碳，使其适合再次呼吸。

局部麻醉：通常是由于在神经周围注射特定药物而产生的身体特定部位的麻木状态。局部麻醉不影响意识。

L

LMA：喉罩，一种多功能且实用的设备，用于在全身麻醉下维持气道。喉罩的顶部位于喉部上方，就像面罩位于嘴巴上方一样，因此得名。

M

MAC：最低肺泡浓度；在一个大气压下，可以使 50% 的成年人在切开皮肤时不发生体动的挥发性麻醉药最低肺泡浓度。在稳定状态下，肺泡中挥发性物质的浓度与其在大脑中的浓度相近。不同的药物具有不同的效价强度，所以每种药物的 MAC 都不同。

麻醉：源于希腊语"没有感觉"。

麻醉剂（narcotic）：严格地说，一种诱发麻醉，即睡眠的药物。按照惯例，主要是指阿片类药物。其口语用法常意味着滥用药物；因此笔者在本文中避免使用这个不精确的术语。

麻醉深度：全身麻醉不是二元情境，而是从完全清醒到深度昏迷的连续过程的一部分。

慢性疼痛：指持续时间超过三个月的疼痛。"慢性"指的是疼痛的时间周期（长期持续），而不是指其强度。

Q

全身麻醉：一种可逆的、通过药物诱导的控制性无意识状态，旨在抑制对痛苦刺激（如疼痛和手术）的意识和记忆。

S

伤害感受器：一种位于皮肤或其他器官中的感觉神经末梢，其作用是感知疼痛的刺激。

神经性病理性疼痛：由神经或神经损伤引起的慢性疼痛。神经性病理性疼痛通常有奇怪的灼烧或刺痛特征，并且通常对传统镇痛药有耐药性。

术前准备：术前改善患者身体状态至最佳，以便进行麻醉和手术。

苏醒期：在麻醉中，指全身麻醉结束后苏醒的过程。

T

TIVA：全凭静脉麻醉，仅使用静脉麻醉药提供全身麻醉的过程。

调节：疼痛感知的强度可能因中枢神经系统的唤醒状态而改变的现象。在遇到严重威胁时，机体通常会减弱疼痛感知，但也可能会增强。

突触：两个神经细胞之间的神经化学连接处。

W

维持：在麻醉中，用于维持全身麻醉状态的技术。

X

吸入麻醉药：一种无色液体，易蒸发成蒸气，吸入后产生全身麻醉效果。例如，乙醚和异氟醚。

显性记忆：可以刻意唤起意识的记忆，如熟悉的歌曲旋律。

Y

鸦片制剂/阿片类药物：严格来说，鸦片制剂是一种从鸦片中提取的药物，而阿片类药物则是任何一种具有类似作用但并非来自鸦片，甚至没有类似于鸦片制剂的化学结构的物质。在实践中，这两种药物在使用上存在相当大的重叠。

异丙酚：最常用的静脉麻醉药，适用于诱导麻醉和全凭静脉麻醉（TIVA）的维持，同样也用于镇静。

隐性记忆：无法唤起意识但却可能影响感知、判断和行为的记忆。

应激反应：身体对伤害和疾病做出的特异性反应。虽然它的目的是促进愈合和修复，但应激反应中的一些影响被认为是有害的。

硬膜外：指硬膜外的空间，硬膜是包裹脊髓和大脑的膜。按照惯例，它指的是将导管插入硬膜外空间，注射局部麻醉药以产生镇痛效果的方式。硬膜外麻醉与脊髓麻醉不同，尽管两者有一些共同的特点。

诱导：使病人进入全身麻醉的过程。

预给药：预先用药，在诱导前给药，以使麻醉医生更容易操作或使患者更安全、更舒适。

Z

镇静：一种与麻醉有关的过程，在手术过程中，故意使意识（通常是记忆）模糊，但通常与患者保持言语联系。

镇痛：减轻或消除疼痛感知的过程。镇痛可以多种方式提供，并且不需要麻醉。

名词表

A

ACE 混合物	ACE mixture
阿道夫·冯·贝耶尔	Adolf von Baeyer
阿尔伯特·尼曼	Albert Niemann
阿尔奇·布雷恩	Archie Brain
阿米洛卡因	amylocaine
阿米替林	amitriptyline
阿片类药物	opioid
阿曲库铵	atracurium
阿司匹林	aspirin
阿托品	atropine
艾尔弗雷德·艾因霍恩	Alfred Einhorn
奥古斯特·比尔	August Bier

B

巴比妥类药物	barbiturates
暴发抑制	burst suppression

苯二氮卓类药物	benzodiazepine
苯佐卡因	benzocaine
比尔阻滞	Bier's block
比约·易普生	Bjørn Ibsen
臂丛神经	brachial plexus
丙氯卡因	prilocaine
丙泊酚	propofol
布比卡因	bupivacaine
布莱斯问卷	Brice questionnaire
布洛芬	ibuprofen

C

插管	intubation
查尔斯·萨克灵	Charles Suckling
产科麻醉	obstetric anaesthesia
超声	ultrasound
重复吸入	rebreathing
促胃动力药	prokinetics

D

D 型葡萄糖	dextrose
大脑皮质	cortexcerebral
大卫·利文斯通	David Livingstone
大卫·瓦尔迪	David Waldie
导管	catheter

地氟烷	desflurane
低温麻醉	cryoanaesthesia
颠茄	dwale
丁卡因	amethocaine
东莨菪碱	hyoscine
动物医学麻醉	veterinary anaesthesia
动作电位	action potential
对患者进行评估	assessment of the patient
多米尼克·简·拉瑞	Dominique Jean Larrey

E

恶心	nausea
恶性高热	malignant hyperthermia
腭裂	cleft palate
儿科麻醉	paediatric anaesthesia
二氧化碳	carbon dioxide

F

非甾体抗炎药	NSAID (non-steroidal anti-infl ammatory drug)
分流	shunt
分娩	childbirth
分子基础	basis of molecular
弗莱德里希·盖克	Friedrich Gaedcke
弗朗西斯·伯尼	Fanny Burney

氟烷	halothane
复方乳酸钠注射液	Hartmann's solution
复苏	recovery

G

GABA$_A$受体	GABA$_A$ receptor
感觉模式	modalities of sensation
感觉异常	paraesthesia
戈登·杰克逊·里斯	Gordon Jackson Rees
功能性磁共振成像（fMRI）	functional magnetic resonance imaging (fMRI)
国际疼痛学会（IASP）	International Association for the Study of PainI (ASP)
过敏反应	anaphylaxis

H

汉弗莱·戴维	Humphry Davy
河豚毒素	tetrodotoxin
亨利·希尔·希克曼	Henry Hill Hickman
喉部	larynx
喉痉挛	laryngospasm
喉镜	laryngoscope
喉罩（LMA）	LMA
呼出气体	expired gas
呼气末正压通气（PEEP）	positive end-expiratory pressure (PEEP)

呼吸机	ventilator
琥珀胆碱	suxamethonium
琥珀胆碱呼吸抑制	suxamethonium apnoea
护理模式	care pathway
患者自控镇痛	PCA (patient-controlled analgesia)
皇家麻醉学院	Royal College of Anaesthetists
挥发性气体	volatile agent
霍勒斯·威尔斯	Horace Wells

J

机械通气 (IPPV)	ventilation iron lung (IPPV)
肌肉松弛药	muscle relaxant
急性疼痛	acute pain
脊髓	spinal cord
脊髓灰质炎	poliomyelitis
加巴喷丁	gabapentin
加德纳·昆西·科尔顿	Gardner Quincy Colton
贾尔斯·默克尔	Giles Merkel
假死	suspended animation
碱石灰	soda lime
箭毒	curare
交感神经系统	sympathetic nervous system
解剖学基础	basis of anatomical
迈耶－奥弗顿法则	Meyer-Overton correlation
禁食	fasting

静脉注射	intravenous
酒精	alcohol
局部麻醉	local anaesthesia

K

卡尔·科勒	Karl Koller
抗焦虑药	anxiolytic
抗酸药	antacid
可卡因	cocaine
口咽通气道	oropharyngeal airway

L

拉尔夫·沃特斯	Ralph Waters
辣椒素	capsaicin
理查德·霍尔	Richard Hall
利多卡因	lidocaine
连体婴儿	conjoined twins
流量计	flowmeter
硫喷妥钠	thiopental
伦理	ethics
罗伯特·雷诺兹·麦金托什	Robert Reynolds Macintosh
罗伯特·李斯顿	Robert Liston
罗库溴铵	rocuronium
罗纳德·梅尔扎克	Ronald Melzack
罗哌卡因	ropivacaine

氯胺酮	ketamine
氯仿	chloroform
氯氟烃	chloroflurocarbon (CFC)

M

麻醉	anaesthesia
麻醉分期	stages of anaesthesia
麻醉护士	nurse anaesthetist
麻醉机	anaesthetic machine
麻醉三要素	triad of anaesthesia
麻醉深度	depth of anaesthesia
麻醉师	anaesthetist
麻醉学学历认证	Diploma in Anaesthetics
麻醉医生	anesthesiologist
吗啡	morphine
脉搏血氧饱和度	pulse oximetry
曼德拉草	mandrake
慢性疼痛	chronic pain
美国麻醉师协会 (ASA)	American Society of Anesthesiologists （ASA）
朦胧麻醉	twilight sleep
咪达唑仑	midazolam
面罩	face mask

N

纳洛酮	naloxone

萘普生	naproxen
脑电图（EEG）	electroencephalogram (EEG)
脑脊液（CSF）	cerebrospinal fluid (CSF)
脑膜	meninges
尼尔斯·洛夫格伦	Nils Löfgren
欧内斯特·福诺	Fourneau Ernest

P

帕特里克·沃尔	Patrick Wall
哌替啶	pethidine
泮库溴铵	pancuronium
评估气道	airway assessment
剖宫产手术	Caesarean section
扑热息痛	paracetamol
普鲁卡因	procaine
七氟烷	sevoflurane
气缸	cylinder
气管导管	endotracheal tube
气管切开	tracheostomy
气压伤	barotrauma
羟考酮	oxycodone
茄科植物	nightshade
丘脑	thalamus
区域麻醉	regional anaesthesia

全凭静脉麻醉 (TIVA)	TIVA
全身麻醉	general anaesthesia

R

人工通气	ventilationartificial
人为失误	human error
软脑膜	pia mater
瑞芬太尼	remifentanil
芬太尼	fentanyl

S

塞西尔·格雷	Cecil Gray
伤害感受	nociception
伤害感受器	nociceptor
设备故障	equipment failure
神经病理性疼痛	neuropathic pain
神经刺激仪	nerve stimulator
神经损伤	nerve injury
神经元	neuron
生理盐水	normal saline
舒更葡糖钠	sugammadex
输血	blood transfusion
术后恶心呕吐 (PONV)	postoperative nausea and vomiting (PONV)
术后认知功能障碍 (POCD)	postoperative cognitive dysfunction (POCD)
术前用药	premedication

术语起源	origin of the term
术中知晓	awareness during surgery
双氯芬酸	diclofenac
死亡风险	mortality risk

T

疼痛	pain
疼痛的神经生理学	physiology of pain
疼痛定义	pain definition
疼痛治疗中心	pain clinic
天仙子	henbane
痛苦	suffering
头痛	headache
突触	synapse
推下颌	jaw thrust

V

威廉·霍尔斯特德	William Halstead
威廉·麦普尔森	William Mapleson
威廉·托马斯·格林·莫顿	William Thomas Green Morton
威廉·伍尔夫·穆辛	William Woolf Mushin
围手术期死亡机密调查 （CEPOD）	Confidential Enquiry into Perioperative Death (CEPOD)
维持	maintenance

维持气道   airway maintenance

维库溴铵   vecuronium

W

胃内容物误吸   aspiration of gastric contents

无意识   unconsciousness

X

西格蒙德·弗洛伊德   Sigmund Freud

吸入诱导   inhalational

氙   xenon

响应面   response surface

笑气   laughing gas

心电图（ECG）   electrocardiogram (ECG)

心肺运动试验 (CPX)   cardiopulmonary exercise testing (CPX)

新斯的明   neostigmine

新鲜气体   fresh gas

血压   blood pressure

鸦片   opium

鸦片酊   laudanum

鸦片制剂   opiate

亚历克西斯·哈特曼   Alexis Hartmann

亚瑟·盖代尔   Arthur Guedel

咽喉痛   sore throat

氧气   oxygen

腰椎穿刺	lumbar puncture
液体	fluids
伊凡·怀特塞德·马吉尔	Ivan Whiteside Magill
医用空气	medical air
医用气体	medical gases
依托咪酯	etomidate
遗忘	amnesia
乙醚	ether
乙醚大厅	Ether Dome
乙醚日	Ether Day
乙酰胆碱	acetylcholine
异氟烷	isoflurane
吲哚美辛	indometacin
应激反应	stress response
硬膜外	epidural
硬脑膜	dura mater
硬脑膜穿刺后头痛	dural puncture headache
诱导	induction
约翰·博尼卡	John Bonica
约翰·柯林斯·沃伦	John Collins Warren
约翰·伦迪	John Lundy
约翰·斯诺	John Snow
约瑟夫·托马斯·克拉弗	Joseph Thomas Clover
闸门控制学说	gate control theory
詹姆斯·杨·辛普森	James Young Simpson
镇静	sedation

镇静药	narcotic
镇痛	analgesia
镇痛药	pain medicine
镇痛药	analgesic drugs
蒸发器	vaporizer
知情并同意	informed consent
止吐药	antiemetic
止涎药	antisialogogue
中枢神经系统	central nervous system
重症监护	intensive care
周围神经	peripheral nerve
轴突	axon
蛛网膜	arachnoid mater
注册的麻醉护士（CRNA）	certified registered nurse anesthetist (CRNA)
椎管内麻醉	spinal anaesthesia
椎间盘突出症	slipped disc
自动给药系统	autopilot

"走进大学" 丛书书目

什么是金属材料工程？

	王　清	大连理工大学材料科学与工程学院教授
	李佳艳	大连理工大学材料科学与工程学院副教授
	董红刚	大连理工大学材料科学与工程学院党委书记、教授(主审)
	陈国清	大连理工大学材料科学与工程学院副院长、教授(主审)
什么是功能材料？	李晓娜	大连理工大学材料科学与工程学院教授
	董红刚	大连理工大学材料科学与工程学院党委书记、教授(主审)
	陈国清	大连理工大学材料科学与工程学院副院长、教授(主审)
什么是自动化？	王　伟	大连理工大学控制科学与工程学院教授 国家杰出青年科学基金获得者(主审)
	王宏伟	大连理工大学控制科学与工程学院教授
	王　东	大连理工大学控制科学与工程学院教授
	夏　浩	大连理工大学控制科学与工程学院院长、教授
什么是计算机？	嵩　天	北京理工大学网络空间安全学院副院长、教授
什么是人工智能？	江　贺	大连理工大学人工智能大连研究院院长、教授 国家优秀青年科学基金获得者
	任志磊	大连理工大学软件学院教授
什么是土木工程？	李宏男	大连理工大学土木工程学院教授 国家杰出青年科学基金获得者
什么是水利？	张　弛	大连理工大学建设工程学部部长、教授 国家杰出青年科学基金获得者
什么是化学工程？	贺高红	大连理工大学化工学院教授 国家杰出青年科学基金获得者
	李祥村	大连理工大学化工学院副教授
什么是矿业？	万志军	中国矿业大学矿业工程学院副院长、教授 入选教育部"新世纪优秀人才支持计划"
什么是纺织？	伏广伟	中国纺织工程学会理事长(作序)
	郑来久	大连工业大学纺织与材料工程学院二级教授
什么是轻工？	石　碧	中国工程院院士 四川大学轻纺与食品学院教授(作序)
	平清伟	大连工业大学轻工与化学工程学院教授

什么是海洋工程？柳淑学　大连理工大学水利工程学院研究员

入选教育部"新世纪优秀人才支持计划"

李金宣　大连理工大学水利工程学院副教授

什么是船舶与海洋工程？

张桂勇　大连理工大学船舶工程学院院长、教授

国家杰出青年科学基金获得者

汪　骥　大连理工大学船舶工程学院副院长、教授

什么是海洋科学？管长龙　中国海洋大学海洋与大气学院名誉院长、教授

什么是航空航天？万志强　北京航空航天大学航空科学与工程学院副院长、教授

杨　超　北京航空航天大学航空科学与工程学院教授

入选教育部"新世纪优秀人才支持计划"

什么是生物医学工程？

万遂人　东南大学生物科学与医学工程学院教授

中国生物医学工程学会副理事长(作序)

邱天爽　大连理工大学生物医学工程学院教授

刘　蓉　大连理工大学生物医学工程学院副教授

齐莉萍　大连理工大学生物医学工程学院副教授

什么是食品科学与工程？

朱蓓薇　中国工程院院士

大连工业大学食品学院教授

什么是建筑？　齐　康　中国科学院院士

东南大学建筑研究所所长、教授(作序)

唐　建　大连理工大学建筑与艺术学院院长、教授

什么是生物工程？贾凌云　大连理工大学生物工程学院院长、教授

入选教育部"新世纪优秀人才支持计划"

袁文杰　大连理工大学生物工程学院副院长、副教授

什么是物流管理与工程？

刘志学　华中科技大学管理学院二级教授、博士生导师

刘伟华　天津大学运营与供应链管理系主任、讲席教授、博士生导师

国家级青年人才计划入选者

什么是哲学？　林德宏　南京大学哲学系教授

南京大学人文社会科学荣誉资深教授

刘　鹏　南京大学哲学系副主任、副教授

什么是经济学？ 原毅军 大连理工大学经济管理学院教授
什么是经济与贸易？
      黄卫平 中国人民大学经济学院原院长
         中国人民大学教授(主审)
      黄 剑 中国人民大学经济学博士暨世界经济研究中心研究员
什么是社会学？ 张建明 中国人民大学党委原常务副书记、教授(作序)
      陈劲松 中国人民大学社会与人口学院教授
      仲婧然 中国人民大学社会与人口学院博士研究生
      陈含章 中国人民大学社会与人口学院硕士研究生
什么是民族学？ 南文渊 大连民族大学东北少数民族研究院教授
什么是公安学？ 靳高风 中国人民公安大学犯罪学学院院长、教授
      李姝音 中国人民公安大学犯罪学学院副教授
什么是法学？ 陈柏峰 中南财经政法大学法学院院长、教授
         第九届"全国杰出青年法学家"
什么是教育学？ 孙阳春 大连理工大学高等教育研究院教授
      林 杰 大连理工大学高等教育研究院副教授
什么是小学教育？ 刘 慧 首都师范大学初等教育学院教授
什么是体育学？ 于素梅 中国教育科学研究院体育美育教育研究所副所长、
         研究员
      王昌友 怀化学院体育与健康学院副教授
什么是心理学？ 李 焰 清华大学学生心理发展指导中心主任、教授(主审)
      于 晶 辽宁师范大学教育学院教授
什么是中国语言文学？
      赵小琪 广东培正学院人文学院特聘教授
         武汉大学文学院教授
      谭元亨 华南理工大学新闻与传播学院二级教授
什么是新闻传播学？
      陈力丹 四川大学讲席教授
         中国人民大学荣誉一级教授
      陈俊妮 中央民族大学新闻与传播学院副教授
什么是历史学？ 张耕华 华东师范大学历史学系教授
什么是林学？ 张凌云 北京林业大学林学院教授
      张新娜 北京林业大学林学院副教授

什么是动物医学？ 陈启军 沈阳农业大学校长、教授
国家杰出青年科学基金获得者
"新世纪百千万人才工程"国家级人选
高维凡 曾任沈阳农业大学动物科学与医学学院副教授
吴长德 沈阳农业大学动物科学与医学学院教授
姜　宁 沈阳农业大学动物科学与医学学院教授
什么是农学？ 陈温福 中国工程院院士
沈阳农业大学农学院教授(主审)
于海秋 沈阳农业大学农学院院长、教授
周宇飞 沈阳农业大学农学院副教授
徐正进 沈阳农业大学农学院教授
什么是植物生产？ 李天来 中国工程院院士
沈阳农业大学园艺学院教授
什么是医学？ 　任守双 哈尔滨医科大学马克思主义学院教授
什么是中医学？ 贾春华 北京中医药大学中医学院教授
李　湛 北京中医药大学岐黄国医班(九年制)博士研究生
什么是公共卫生与预防医学？
刘剑君 中国疾病预防控制中心副主任、研究生院执行院长
刘　珏 北京大学公共卫生学院研究员
么鸿雁 中国疾病预防控制中心研究员
张　晖 全国科学技术名词审定委员会事务中心副主任
什么是药学？ 尤启冬 中国药科大学药学院教授
郭小可 中国药科大学药学院副教授
什么是护理学？ 姜安丽 海军军医大学护理学院教授
周兰姝 海军军医大学护理学院教授
刘　霖 海军军医大学护理学院副教授
什么是管理学？ 齐丽云 大连理工大学经济管理学院副教授
汪克夷 大连理工大学经济管理学院教授
什么是图书情报与档案管理？
李　刚 南京大学信息管理学院教授
什么是电子商务？ 李　琪 西安交通大学经济与金融学院二级教授
彭丽芳 厦门大学管理学院教授

什么是工业工程？ 郑　力　清华大学副校长、教授(作序)

周德群　南京航空航天大学经济与管理学院院长、二级教授

欧阳林寒　南京航空航天大学经济与管理学院研究员

什么是艺术学？ 梁　玖　北京师范大学艺术与传媒学院教授

什么是戏剧与影视学？

梁振华　北京师范大学文学院教授、影视编剧、制片人

什么是设计学？ 李砚祖　清华大学美术学院教授

朱怡芳　中国艺术研究院副研究员

什么是有机化学？ [英]格雷厄姆·帕特里克（作者）

西苏格兰大学有机化学和药物化学讲师

刘　春（译者）

大连理工大学化工学院教授

高欣钦（译者）

大连理工大学化工学院副教授

什么是晶体学？ [英] A. M. 格拉泽（作者）

牛津大学物理学荣誉教授

华威大学客座教授

刘　涛（译者）

大连理工大学化工学院教授

赵　亮（译者）

大连理工大学化工学院副研究员

什么是三角学？ [加]格伦·范·布鲁梅伦（作者）

奎斯特大学数学系协调员

加拿大数学史与哲学学会前主席

雷逢春（译者）

大连理工大学数学科学学院教授

李风玲（译者）

大连理工大学数学科学学院教授

什么是对称学？ [英]伊恩·斯图尔特（作者）

英国皇家学会会员

华威大学数学专业荣誉教授

刘西民（译者）

大连理工大学数学科学学院教授

李风玲（译者）

大连理工大学数学科学学院教授

什么是麻醉学？ [英]艾登·奥唐纳（作者）

英国皇家麻醉师学院研究员

澳大利亚和新西兰麻醉师学院研究员

毕聪杰（译者）

大连理工大学附属中心医院麻醉科副主任、主任医师

大连市青年才俊

什么是药品？ [英]莱斯·艾弗森（作者）

牛津大学药理学系客座教授

剑桥大学 MRC 神经化学药理学组前主任

程　昉（译者）

大连理工大学化工学院药学系教授

张立军（译者）

大连市第三人民医院主任医师、专业技术二级教授

"兴辽英才计划"领军医学名家

什么是哺乳动物？ [英]T.S.肯普（作者）

牛津大学圣约翰学院荣誉研究员

曾任牛津大学自然历史博物馆动物学系讲师

牛津大学动物学藏品馆长

田　天（译者）

大连理工大学环境学院副教授

王鹤霏（译者）

国家海洋环境监测中心工程师

什么是兽医学？ [英]詹姆斯·耶茨（作者）

英国皇家动物保护协会首席兽医官

英国皇家兽医学院执业成员、官方兽医

马　莉（译者）

大连理工大学外国语学院副教授

什么是生物多样性保护?

[英]大卫·W.麦克唐纳（作者）

牛津大学野生动物保护研究室主任

达尔文咨询委员会主席

杨　君（译者）

大连理工大学生物工程学院党委书记、教授

辽宁省生物实验教学示范中心主任

张　正（译者）

大连理工大学生物工程学院博士研究生

王梓丞（译者）

美国俄勒冈州立大学理学院微生物学系学生